Erwin J. O. Kompanje

Der Penisverkürzer

… und andere Merkwürdigkeiten
aus 500 Jahren Medizingeschichte

Aus dem Niederländischen von Eva Schweikart

Piper München Zürich

Mehr über unsere Autoren und Bücher:
www.piper.de

 MIX
Papier aus verantwor-
tungsvollen Quellen
FSC® C083411

Deutsche Erstausgabe
Piper Verlag GmbH, München
November 2011
© 2010 Erwin J. O. Kompanje
Die Originalausgabe erschien 2010 unter dem Titel »De Penisverkorter«
bei Atlas, Amsterdam
Umschlag: semper smile, München
Umschlagmotiv: Zeno
Satz: Kösel, Krugzell
Gesetzt aus der Minion
Papier: Munken Print von Arctic Paper Munkedals AB, Schweden
Druck und Bindung: CPI – Clausen & Bosse, Leck
Printed in Germany   ISBN 978-3-492-27273-5

Für meinen Sohn Otto, auf dass er die Geschichte schätzen lernt, und für Ben, der wie ich eine Vorliebe für alte medizinische Bücher hat.

Inhalt

Einleitung 9

1 Alice im Wunderland 11

2 Der sonderbare Betrug der Mary Toft 19

3 Jean Baptista dos Santos, der Portugiese
mit den zwei Penissen 31

4 John Cummings, der betrunkene
Messerschlucker 41

5 Jan de Doot, der verzweifelte Amsterdamer
Schmied aus dem Engelsche Steech 51

6 François Deboze und das grässliche Robbenkind 64

7 Hermentine ten Boom, die Frau mit
dem toten Eierstockkind 71

8 Der Kniff des Friedrich Trendelenburg 78

9 Die schreckliche Krankengeschichte
der Eva Rumpel 84

10 Der Penisverkürzer 92

11 Das zweiköpfige Kind 100

12 Krötenspeichel auf Erdbeeren 107

13 Impotenz, »Geyle unkeusche Weiber«
und nicht vorhandene Vaginen 114

14 Ein besonderer Fall von Idiotie 124

15 Der gierige Admiral   132

16 Malpighi und Giacomini:
    der plötzliche Tod zweier Anatomen   141

17 Ein künstlicher Wasserkopf   150

18 Sarah Harvey, die Jungfrau mit
    der wachsenden Brust   156

19 Außerirdische Entführungen und
    würgende Teufel   165

20 Die geraubten Frauenleichen   174

21 Schamlose Tochterliebe   184

    Verwendete Quellen und
    weiterführende Literatur   191

Einleitung

Vor 30 Jahren habe ich angefangen, medizinische Bücher aus der Zeit vor 1900 zu sammeln. Zum einen, weil sie schön anzusehen sind, aufwändig illustriert mit Stichen und Lithografien und oft eindrucksvoll in wunderbar riechendes Leder oder Pergament gebunden. Zum anderen, weil ich sie lesen wollte. Ich las darin Geschichten von außergewöhnlichen Patienten und von (Wund-)Ärzten, die deren Leiden zu kurieren versuchten. Ich fand erste Beschreibungen von Krankheiten und Syndromen, und manches davon schien mir höchst bemerkenswert und zu Unrecht in Vergessenheit geraten.

Da ist beispielsweise ein Arzt, der für einen Mann, dessen Frau an Dyspareunie litt, einen Penisverkürzer entwarf. Eine Frau mit einem toten Kind außerhalb der Gebärmutter, die in der Wohnstube operiert wurde. Ein Chemiker, der das Blut von Frauen untersuchte, die an Kindbettfieber verstorben waren, und darin einen stark erhöhten Milchsäuregehalt feststellte. Und ein englischer Schriftsteller, der unter Migräne litt und seine eigenen Erfahrungen in ein Kinderbuch einfließen ließ. Da sind zwei Brüder, die aus Gräbern geraubte Leichen von hochschwangeren Frauen sezierten, zwei Männer, die von Geburt an zwei Penisse hatten, sowie eine Frau mit zwei Vaginen und eine andere, die ganz ohne Vagina geboren wurde. Außerdem die medizinische Untersuchung von Impotenz, ein Kind mit zwei Köpfen, ein anderes mit »Robbenflossen«, eine Frau, die angeblich Kaninchen gebar, und Männer, die sich in höchster Verzweiflung selbst Steine aus der Blase schnitten. Ich fand in den Büchern sogar die erste Beschreibung des Down-Syndroms und diverse durch Krötengift verursachte Krankheitsfälle.

Kurzum: eine Vielzahl ungewöhnlicher Fälle, derer sich erfinderische und mutige Ärzte annahmen. In diesem Buch möchte ich ein paar dieser Geschichten vorstellen. In erster Linie, weil sie lehrreich und interessant sind, aber auch, weil ich den Patienten sowie jenen, die sie behandelten, Respekt zollen möchte. Unvorstellbares Leid und brillante Entdeckungen gingen oft Hand in Hand in einer Zeit ohne Computertomografie, Narkosen, Intensivstationen und Antibiotika.

Februar 2010
Erwin J. O. Kompanje

1 Alice im Wunderland

Der Hausarzt hatte die 39-jährige alleinstehende Frau wegen unerklärlicher Beschwerden an eine psychiatrische Klinik überwiesen. Dem Psychiater berichtete sie von Anfällen, bei denen sie das Gefühl habe, ihr Körper werde immer größer, bis er schließlich den ganzen Raum ausfülle, in dem sie sich befinde. Weniger häufig gingen die Anfälle mit dem Empfinden einher, ihr Körper schrumpfe, und am Ende fielen ihr die Hände ab und verschwänden. Bisweilen habe sie den Eindruck, ihr Bauch schwelle in kurzer Zeit stark an. All diese Wahrnehmungen machten ihr, so erzählte sie, große Angst.

Ein lediger 40-jähriger Mann wurde ebenfalls an die psychiatrische Klinik überwiesen. Er litt unter übermächtigen Ängsten und hatte eine Reihe höchst ungewöhnlicher Anfälle erlebt, bei denen ihm sein Körper sehr viel größer oder kleiner als in Wirklichkeit vorkam. Manchmal hatte er das Gefühl, über zweieinhalb Meter groß zu sein, dann wieder war ihm, als betrage seine Körpergröße gerade einmal neunzig Zentimeter. In wieder anderen Situationen schien sein Kopf doppelt so groß und dabei federleicht zu sein, ein Arm oder beide Arme abgefallen oder Gegenstände in seiner Umgebung extrem klein oder extrem groß. Wie sich herausstellte, litt er seit vielen Jahren unter schweren Migräneattacken.

Auch eine 24-jährige Hausfrau berichtete dem Psychiater von seltsamen Eindrücken: »Der Boden unter mir hebt sich, oder ich versinke darin. Manchmal glaube ich, über dreieinhalb Meter groß zu sein, dann wieder

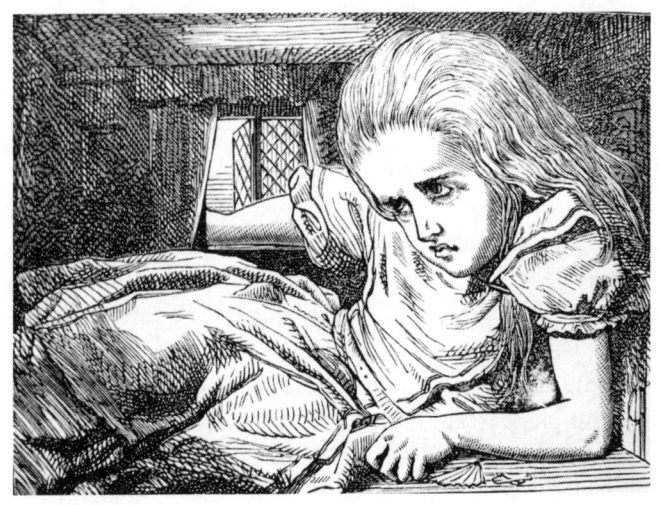

»Sie wuchs und wuchs ...«
(Aus: Lewis Carroll, *Alice im Wunderland;* urspr. 1865
erschienen)

kommt es mir vor, als wäre ich nur eineinhalb Meter
groß.« Hinzu kamen Situationen, in denen sie meinte,
ihre Füße seien mindestens 90 Zentimeter lang. Am
meisten ängstigte sie das Gefühl, ihr Körper sei der Länge
nach gespalten und ihr wachse ein zweiter Kopf, der sich
manchmal vom Körper löse. Ihr Denken, so sagte sie,
spiele sich dann in dem schwebenden zweiten Kopf ab.
Auch diese Frau litt unter Migräne sowie unter Schwin-
delanfällen.

Die letzte Patientin mit seltsamen Wahrnehmungen,
eine 32-jährige verheiratete Frau, sagte, ihr Kopf komme
ihr manchmal drei Mal größer als normalerweise vor,
und sie habe das Gefühl, ihr linker Arm und ihre linke
Brust seien nicht Teile ihres, sondern eines anderen Kör-

pers. Personen, die sich im gleichen Raum wie sie aufhielten, erschienen ihr zeitweise wie Liliputaner. Wie sich herausstellte, litt sie seit vielen Jahren an extrem starken linksseitigen Kopfschmerzen.

Diese vier Fallbeschreibungen stammen aus einem Artikel, der bizarre Wahrnehmungen von Patienten beschreibt, die sich zwecks Behandlung in eine psychiatrische Klinik begeben hatten; verfasst hat ihn der englische Psychiater John Todd (1914 – 1987), der ihn im Jahr 1955 im *Canadian Medical Association Journal* veröffentlichte.

Diese Geschichten sind alles andere als alltäglich und eigentlich unvorstellbar. Offensichtlich sind sie Beispiele für eine psychische Störung, und die Empfindungen der Patienten als Wahnvorstellungen abzutun, liegt ziemlich nahe. Doch trifft das ganz und gar nicht zu.

Unzählige Eltern haben ihren Kindern in den letzten 140 Jahren vor dem Schlafengehen eine Geschichte vorgelesen, in der genau solche Dinge passieren. Ein Zitat: »So geschah es dann tatsächlich, und zwar schneller als erwartet: Alice hatte die Flasche noch nicht zur Hälfte geleert, da stieß sie mit dem Kopf schon an die Decke und mußte sich bücken, um sich nicht das Genick zu brechen. Rasch setzte sie die Flasche ab. ›Das genügt‹, dachte sie. ›Hoffentlich wachse ich nicht noch weiter. Ich kann schon jetzt nicht mehr zur Tür hinaus. Wenn ich doch nur nicht soviel davon getrunken hätte.‹ Doch es war zu spät. Sie wuchs und wuchs, und bald war sie gezwungen, sich hinzuknien. Wenig später war nicht einmal dafür mehr genug Platz, so daß sie es mit Hinlegen versuchte, den einen Ellbogen gegen die Tür gestemmt und den anderen Arm um ihren Kopf geschlungen. Sie wuchs aber immer weiter, und so blieb ihr nichts anderes übrig, als einen Arm aus dem Fenster zu hängen und das eine Bein in den Kamin zu stecken …« Und ein weiteres Zitat: ›Das wird ja immer seltsamerer!‹, rief Alice aus (die vor Erstaunen für einen Augenblick vergaß, wie es richtig heißt). ›Jetzt ziehe ich mich auseinander wie das größte Teleskop der Welt. Adieu, ihr Füße!‹ (Denn als sie an sich heruntersah, waren ihre Füße schon ganz weit entfernt und kaum noch zu erkennen.) In diesem Augenblick stieß ihr Kopf gegen die Saaldecke, denn sie war inzwischen schon fast drei Meter groß.«

Diese beiden Zitate stammen aus einer 1987 erschienenen deutschen Übersetzung eines der berühmtesten Kinderbücher der Welt: *Alice im Wunderland*. Verfasst von Lewis Carroll (Pseudonym des englischen Mathematikers Charles Lutwidge Dodgson), erschien es erstmals im Jahr 1865 unter dem Titel *Alice's Adventures in Wonderland*. Dieses Buch sowie seine Fortsetzung *Alice im Spiegelreich* (auch: *Alice hinter den Spiegeln*) von 1871 wurde in viele Sprachen übersetzt und hundertfach aufgelegt.

Dem Psychiater John Todd waren die Abenteuer des Mädchens Alice gut bekannt. Er sah Parallelen zwischen ihren Erfahrungen und den Schilderungen seiner Patienten. Daraufhin nahm er sich sein Exemplar von Lewis Carrolls Buch noch einmal vor. Was Alice erlebt, stimmte mit dem überein, was seine Patienten beschrieben hatten. Dinge, die praktisch alle Leser von *Alice im Wunderland* als Fantasie ansehen, erlebten sie als real und äußerst beängstigend. Todd überschrieb den Artikel, in dem er die Krankengeschichten der genannten vier Personen dokumentierte, entsprechend mit »The Syndrome of Alice in Wonderland«. Seiner Einschätzung nach handelte es sich um Wahrnehmungen im Zusammenhang mit Migräne

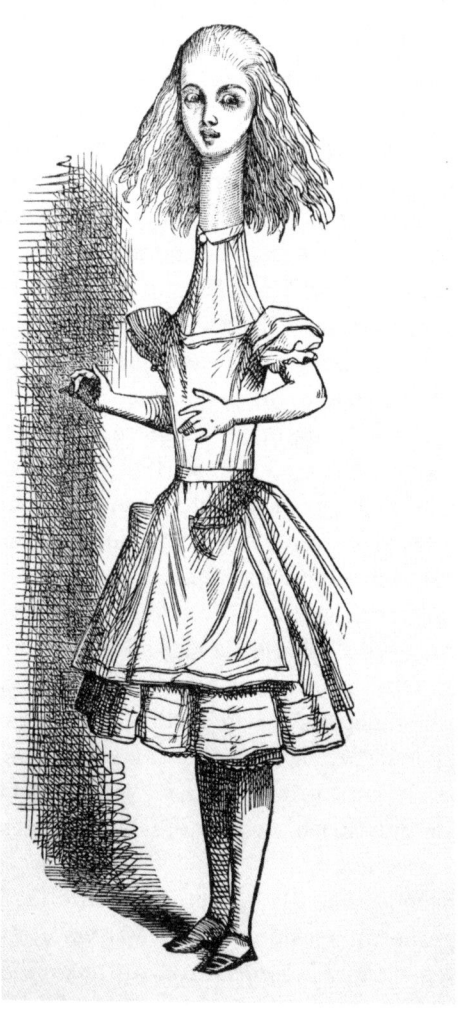

»... als sie an sich heruntersah, waren ihre Füße schon
ganz weit entfernt ...«
(Aus: Lewis Carroll, *Alice im Wunderland;* urspr. 1865
erschienen)

oder Epilepsie. Todd erwähnte in seinem Artikel, dass Carroll alias Dodgson ebenfalls an Migräne gelitten hatte und Alices Erlebnisse in dem Buch durchaus autobiografisch sein könnten.

Dass Dodgson unter Migräne litt, war schon 1952 dem Neurologen Caro W. Lippman bekannt. Er publizierte im *Journal of Nervous and Mental Diseases* einen Artikel mit dem Titel »Certain hallucinations peculiar to migraine«, nahm darin auf *Alice im Wunderland* Bezug und schrieb: »Alice betritt ein wundersames Land, das ihrem Erschaffer wohlbekannt war.« Drei Jahre später benannte Todd das Syndrom nach der Hauptfigur des Buchs.

In der von der Familie Dodgson herausgegebenen Zeitschrift *The Rectory Umbrella* (1854–1855) bildete Charles Dodgson die Zeichnung eines aufrecht stehenden Mannes ab, dem ein Teil des Gesichts, die Schulter und die linke Hand fehlen – ein Bild, das Menschen, die unter Migräne leiden, durchaus vertraut ist und als »negatives Skotom« bezeichnet wird. Charles Dodgson schrieb am 12. Januar 1856 in sein Tagebuch, er habe den Augenarzt Mr. Bowman aufgesucht, weil sein rechtes Auge ihm Schwierigkeiten bereite. Er hatte also bereits Migräne, bevor er sich die Geschichte von *Alice im Wunderland* ausdachte und sie aufschrieb. Seine Aura-Erfahrungen dürften ihn dazu inspiriert haben.

Dr. Edward Liveing (1832–1919) veröffentlichte 1873 die erste Monografie über Migräne (*On Megrim Sick-Headache, and Some Allied Disorders: A Contribution to the Pathology of Nerve-Storms*); auch er erwähnte die genannten Wahrnehmungen von Migränepatienten, schrieb sie allerdings einer Neurose zu. Liveing hatte *Alice im Wunderland* wohl eher nicht gelesen. Er war bei Erscheinen des Buches schon über 30 Jahre alt und gab sich wahrscheinlich kaum damit ab, Kinderbücher zu lesen, anders als der fantasievolle John Todd gut 80 Jahre später.

Manch einer sieht in den Figuren aus *Alice im Wunderland* Beispiele für eine Reihe psychischer Erkrankungen. So schrieb der irische Psychiater Brendan D. Kelly im Juni 2008, die Cheshire-Katze mit ihrem maskenhaften Dauergrinsen weise Züge einer narzisstischen Persönlichkeitsstörung auf und die Suppenschildkröte alle Anzeichen einer klinischen Depression. Die Maus, die am Anfang der Geschichte vorkommt, leidet ihm zufolge unter einer posttraumatischen Belastungsstörung, und dem weißen Kaninchen attestiert er eine ähnliche neurotische beziehungsweise stressbedingte Erkrankung. Die Königin, die mit großem Vergnügen Menschen enthauptet, sieht Kelly als Musterbeispiel für eine antisoziale Persönlichkeitsstörung. Und auch die junge Krabbe entgeht seiner Analyse nicht: »Sie lehnt sich vor der Maus, Alice und der Dronte gegen ihre Mutter auf, was bezeichnend für eine antisoziale Persönlichkeitsstörung, eine hyperkinetische Störung oder möglicherweise auch einen frühen Fall von oppositioneller aufsässiger Störung bei Jungkrabben sein kann.« Alices Wachsen und Schrumpfen führt Kelly auf durch Drogen herbeigeführte Halluzinationen zurück (in der Geschichte gibt die Raupe Alice Pilze zu essen).

Die psychisch stabilsten Figuren in der Geschichte sind ihm zufolge der Hutmacher und der Märzhase, denen die absurde Teetrinkerei gemeinsam ist. Die meisten erwachsenen Leser dürften das Buch noch nie zuvor aus dieser Perspektive betrachtet haben, und auch ich selbst finde die Erklärungen etwas weit hergeholt. Mir leuchtet viel eher Lippmans und Todds Theorie ein, derzufolge Alices Erlebnisse ihren Ursprung in Charles Dodgsons migränebedingten Wahrnehmungsstörungen haben und keinesfalls in der anno 2008 durchaus naheliegenden Hypothese über Halluzinationen infolge von Pilzkonsum.

Und was ist mit den anderen Figuren in dieser faszinierenden Geschichte? Sie gehen möglicherweise auf Überlegungen zurück, die Dodgson während seiner Lehrtätigkeit an der Universität anstellte. Ein narzisstischer Kollege dürfte in Oxford nicht schwer zu finden gewesen sein und könnte dem fantasiebegabten Dodgson als Vorlage für die Cheshire-Katze gedient haben. Da könnte Kelly richtig liegen.

Seit 1955 werden die Beschwerden von Migränepatienten, deren Körperteile scheinbar wachsen, schrumpfen oder sogar gänzlich verschwinden, als Alice-im-Wunderland-Syndrom diagnostiziert. Und von den vielen, denen dieses Syndrom attestiert wurde, erinnert sich wohl so mancher an die Gutenachtgeschichte, die ihm Vater oder Mutter früher vorlasen. Vielleicht tröstet es sie ein wenig zu wissen, dass sie an einem Phänomen leiden, das ein Mitbetroffener einst in einem berühmten Kinderbuch verewigt hat.

2 Der sonderbare Betrug der Mary Toft

Mary Toft war eine 25-jährige ungebildete Frau von untersetzter Gestalt. Sie lebte zusammen mit ihrem Ehemann Joshua und den drei gemeinsamen Kindern in Godalming, einem Dorf nahe Guildford in der südenglischen Grafschaft Surrey. Am 23. April 1726 verrichtete sie gemeinsam mit einer anderen Frau Feldarbeit und wurde dabei plötzlich von einem Wildkaninchen angesprungen. Zu diesem Zeitpunkt war Mary Toft im fünften Monat schwanger.

Etwa 17 Wochen nach dem Vorfall bekam sie starke Unterleibsschmerzen. Sie verlor nicht nur Blut, sondern auch einen undefinierbaren Fleischklumpen; drei Wochen darauf passierte das Gleiche noch mal.

Als sie einige Zeit später dabei war, Hopfen zu ernten, stellte sie fest, dass ihre hellblau gestreifte Bluse nass war. Aus ihren harten Brustwarzen floss mit einem Mal reichlich Milch. Sie glaubte daher, noch immer schwanger zu sein, obwohl sie vor Kurzem eine Fehlgeburt erlitten hatte.

In der Nacht des 27. September 1726 klagte Mary über Unwohlsein. Sie bat ihren Mann, seine Mutter Ann Toft zu holen, die Hebamme war. Unter heftigen Krämpfen gebar Mary ein höchst seltsames Wesen, das Joshua mehreren Nachbarn zeigte, die er ins Haus gebeten hatte. Am Tag darauf brachte er das »Monster« zu John Howard, der seit 30 Jahren als Wundarzt und Geburtshelfer in Guildford tätig war. Er hielt das Ganze für reichlich un-

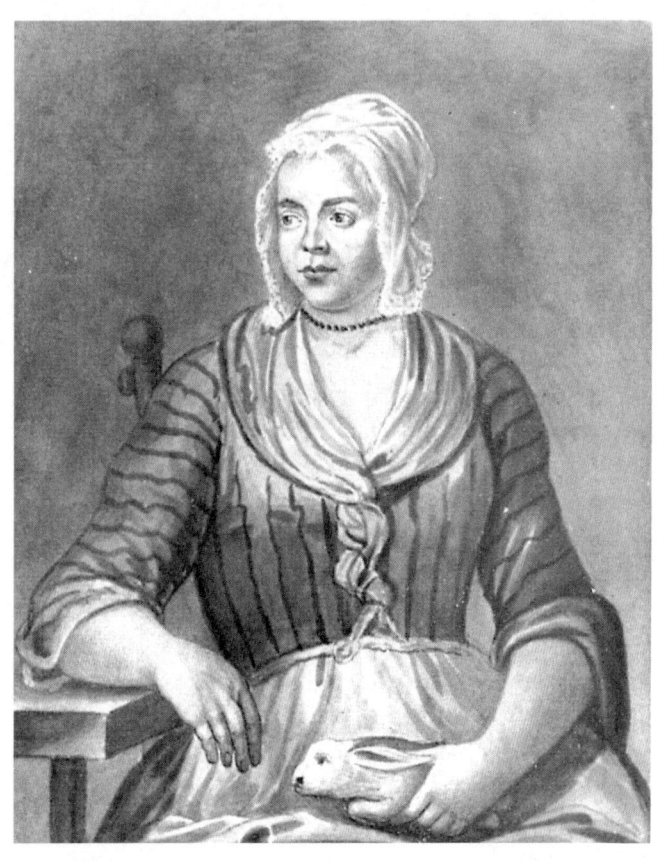

Mary Toft

glaubwürdig und wollte sich eigentlich nicht näher damit befassen. Weil Marys Ehemann ihn drängte, machte er sich am nächsten Tag aber doch nach Godalming auf, um die Patientin zu untersuchen. Kaum hatte er das Haus betreten, zeigte Ann Toft ihm ein weiteres Stück »Monster«, das Mary in der Nacht »zur Welt gebracht« hatte. Nach eingehender Betrachtung meinte er, es ähnele noch am ehesten den Innereien einer Katze.

Bei der körperlichen Untersuchung förderte er ein paar weitere Stücke »Monster« aus Marys Vagina zutage. Danach begab er sich wieder nach Guildford und ging davon aus, dass der kuriose Fall damit abgeschlossen sei.

Ende Oktober wurde John Howard wieder zu Mary Toft gebeten, es stand eine erneute Geburt bevor. Als er in Godalming ankam, hatte die Frau starke Wehenschmerzen, und er stellte fest, dass sie aus der Vagina blutete. Unter Krämpfen gebar sie einen Kopf »wie von einem Kaninchen«. Wenige Tage später folgte eine Pfote »wie von einem Kaninchen«. Damit war, so schien es – wenn auch in Teilen –, ein komplettes »Monster« geboren worden: ein Rumpf, drei bekrallte Pfoten, eine »Kaninchenpfote«, diverse Eingeweide, zwei Wirbelsäulen (davon eine »wie von einem Fisch«) sowie ein Kopf »wie von einem Kaninchen«.

Inzwischen war Howard zu der Überzeugung gelangt, dass es mit Mary doch eine besondere Bewandtnis hatte. Er überlegte, ob der Fall ihm vielleicht dazu dienen könnte, sein Renommee zu steigern. Wenn es sich tatsächlich so verhielt, dass die Frau »Monster« gebar, würde das große Aufmerksamkeit in medizinischen Kreisen erregen. Und an dieser Aufmerksamkeit und dem Ruhm wollte er seinen Anteil haben. Howard beschloss deshalb, sämtliche von Mary »geborenen Monsterteile« sorgfältig aufzubewahren, und er gab ihr außerdem Geld, um zu verhindern, dass sie andere Ärzte hinzuzog. Die Sensation verbreitete sich erwartungsgemäß schnell, es erschien sogar ein Artikel in der Zeitung *The British Journal* darüber.

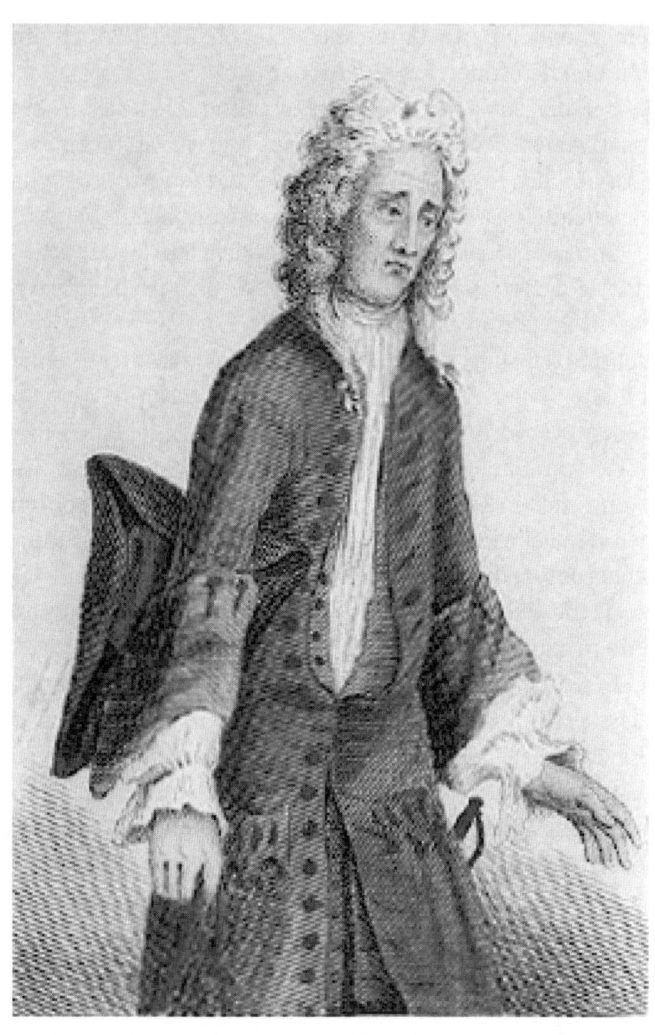

Nathanael St. André

So erreichte im November 1726 das Gerücht, in Godalming gingen seltsame Dinge vor, die gelehrten Kreise Londons. Mary brachte in jenen Tagen acht »Monster« zur Welt, die allesamt Kaninchen ähnelten. Howard beschloss, sie an seinen Wohnort Guildford übersiedeln zu lassen, damit er sie unter ständiger Beobachtung hatte. Er brachte sie bei seiner Nachbarin Mrs. Mason unter und setzte sich mit Henry Davenant am Hof König Georgs I. in Verbindung. Sein Brief kam auch dem aus der Schweiz stammenden Nathanael St. André zu Augen. Der magere Mann, der keinen akademischen Abschluss hatte, war im Jahr 1723 von Georg I. zum königlichen Anatomen ernannt worden. Das verdankte er hauptsächlich der Tatsache, dass er fließend Französisch, Englisch und vor allem Deutsch sprach, weniger seinem Können als Arzt.

Nathanael St. André wollte sich vor Ort überzeugen, dass Mary Toft tatsächlich Kaninchen geboren hatte, und reiste mit seinem Freund Samuel Molyneux, seines Zeichens Sekretär des Prinzen von Wales, nach Guildford, um den Fall in Augenschein zu nehmen. Die beiden kamen am 15. November 1726 dort an, als Mary Toft gerade ihr fünfzehntes Kaninchen gebar. Als sie das Haus betraten, saß Mary auf der Bettkante, um sie herum mehrere Frauen. Innerhalb weniger Minuten gebar sie einen Kaninchenrumpf ohne Kopf, Pfoten und Haut. Nach der Niederkunft war sie erstaunlich munter und setzte sich bereitwillig auf einen Stuhl neben dem Kamin, wo St. André sie untersuchen wollte. Im Schein des Kaminfeuers öffnete er die Schamlippen der Frau und betastete mit Zeige- und Mittelfinger der rechten Hand das Innere ihrer Vagina. Darin fand sich weder Blut noch eine andere Flüssigkeit. St. André zog den Schluss, die Kaninchen müssten sich in Marys Eierstöcken und nicht in der Gebärmutter entwickelt haben, zumindest glaubte er das aufgrund der Untersuchung. Als er Marys Brüste sehen wollte, öffnete sie willig die Bluse, verschränkte die Arme hinter dem Kopf und reckte ihm die Brüste entgegen. St. André kniff in das weiche Gewebe: Aus einer Brustwarze floss ein wenig dünne Milch, aus der anderen eine wässrige Flüssigkeit.

Im Hause des Arztes Howard untersuchten die Männer gemeinsam die bisher von Mary Toft entbundenen Kaninchen. Howard schnitt mit einer Schere vorsichtig einen Darm auf, in dem sie zu ihrer Verwunderung eine Art Kaninchenkötel sowie halb verdautes Gras fanden. Der Dickdarm eines anderen Kaninchens enthielt schwarzen Stuhl von teerähnlicher Beschaffenheit.

Am 28. November 1726 reiste St. André erneut nach Guildford. Begleitet wurde er von Sir Richard Manningham, einem angesehenen Geburtshelfer und Mitglied der Royal Society, sowie von einem deutschen Wundarzt und Geburtshelfer namens Limborch. Howard zeigte ihnen ein Stück Gewebe, das Mary vor Kurzem entbunden hatte. Sir Richard gelangte nach eingehender Betrachtung zu dem Schluss, dass es sich um eine Harnblase handelte. Howard lachte ob dieser Theorie: Nein, es sei ohne jeden Zweifel ein Stück Fruchthülle. In diesem Moment trat keuchend ein Bote ein, der berichtete, Mary habe wieder Wehen. Die Männer eilten ins Nachbarhaus und fanden die Frau in einem Sessel sitzend am Kaminfeuer vor. Sir Richard untersuchte sie sogleich und zog ein Stück Gewebe aus ihrer Vagina. Der Muttermund war, wie sich zeigte, fest verschlossen. Stutzig geworden, nahm der Arzt das Gewebe genauer in Augenschein und stellte obendrein fest, dass es nach Schweineurin roch. »Das hier, meine Herren …«, sagte er erhobenen Haupts, »ist ein Stück Schweineblase.« Zwischen Daumen und Zeigefinger hielt er das Gewebe hoch. »Und es stammt nie und nimmer aus der Gebärmutter dieser Frau.«

Am 29. November 1726 wurde Mary Toft nach London gebracht und in Lacy's Bagnio, einem öffentlichen Badehaus, einquartiert. Tags darauf suchte Sir Richard Manningham Dr. James Douglas auf, einen Anatomen, der sich auf das weibliche Becken spezialisiert hatte. Er berichtete von dem Fall, zeigte ihm das Gewebe aus Mary Tofts Vagina und fragte, wofür er es halte. Der erfahrene Douglas warf nur einen kurzen Blick darauf, roch daran und meinte dann: »Schweineblase.«

Am 1. Dezember 1726 klagte Mary über starke Bauchschmerzen. Sir Richard Manningham und Dr. Douglas untersuchten sie und stellten fest, dass sich nichts in ihrer Vagina befand. Mary bekam daraufhin Herzrasen, ihr Gesicht lief rot an, und die Bauchmuskulatur zuckte unkontrolliert. Am nächsten Tag erlitt sie Anfälle, bei denen sie die Fäuste ballte, die Augen verdrehte und sich auf dem Bett hin und her warf. Zwischendurch verlor sie immer wieder das Bewusstsein und war dann längere Zeit nicht ansprechbar.

Am 4. Dezember 1726 nahm der Fall eine dramatische Wendung, weil Thomas Howard, der Portier des Badehauses, dem Friedensrichter Sir Thomas Clarges gegenüber eine Erklärung abgab: Auf Bitte von Mary Toft habe er ein totes Kaninchen in das Badehaus geschmuggelt. Sir Thomas Clarges ließ sogleich einen Haftbefehl ausstellen und befragte Mary Toft dann eingehend, die jedoch behauptete, der Portier lüge. Ihre Schwester hingegen, die sich die ganze Zeit um sie gekümmert hatte, sagte unter Eid aus, sie habe von dem Portier ein Kaninchen ausgehändigt bekommen, das aber zum Verzehr gedacht gewesen sei. Mary bestätigte dies und beharrte erregt darauf, sie sei sehr wohl mit 17 Kaninchen schwanger gewesen.

Am 7. Dezember gestanden sechs Personen aus Godalming, dem Ehemann von Mary Toft Kaninchen verkauft zu haben. Als Mary damit konfrontiert wurde, gab sie den Betrug zu. Nach der Fehlgeburt sei sie gemeinsam mit ihrer Schwiegermutter Ann Toft auf die Idee gekommen, mittels eines »Monsters«, das sie gebären sollte, Aufmerksamkeit zu erregen. Sie hätten eine Katze getötet, sagte sie, ihr den Kopf und eine Pfote abgeschnitten, dem Tier das Fell abgezogen, die Eingeweide entfernt und es mit der Wirbelsäule eines Aals versehen. Dann hätten sie das Ganze in handliche Teile zerlegt und diese in Marys Vagina geschoben. Da Howard wohl erst überzeugt sein würde, wenn er auch den Kopf des »Monsters« zu sehen bekäme, hätten sie den Entschluss gefasst, einen Kaninchenkopf zu benutzen. Als der Wundarzt diesen dann tatsächlich für einen »Monsterkopf« hielt, sei ihnen klar geworden, dass mit ihrem Plan auch Geld zu verdienen sei, und so habe der Betrug mit den Kaninchen seinen Lauf genommen.

Mary Toft wurde angeklagt und in das Londoner Bridewell-Gefängnis gebracht. Im Jahr 1740 wurde sie ins Zuchthaus von Guildford verlegt. Sie starb 1763 im Alter von 62 Jahren.

Im *Daily Journal* vom 9. Dezember 1726 erschien eine Erklärung, in der Nathanael St. André angab, er sei der festen Überzeugung, bei Mary Toft handele es sich um eine Betrügerin. Er entschuldigte sich öffentlich dafür, dass er der Frau zunächst geglaubt hatte. Gleichzeitig stellte er klar, dass er nicht an dem Betrug beteiligt gewesen, sondern vielmehr dessen Opfer sei. Dr. Douglas gab ebenfalls öffentlich bekannt, er habe von Anfang an geglaubt, dass alles Lüge sei.

Aus heutiger Sicht eine Diagnose zu diesem Fall zu stellen, ist meiner Ansicht nach nicht allzu schwer. Zum einen litt Mary Toft höchstwahrscheinlich an einer Konversionsstörung (darauf deuten die körperlichen Reaktionen hin, nachdem ihr bewusst geworden war, dass sie entlarvt werden könnte). Früher wurde diese Erscheinung als »Hysterie« bezeichnet. Zum anderen ist Mary Tofts Geschichte ein Paradebeispiel für das Münchhausen-Syndrom. Bei dieser psychischen Störung erfindet der Patient körperliche Beschwerden oder ruft solche durch eigenes Zutun hervor, in aller Regel, um sich die Zuwendung von Ärzten zu sichern. Mary Toft führte Teile einer Katze, einer Schweineblase sowie von Kaninchen in ihre Vagina ein, um die Aufmerksamkeit möglichst vieler Ärzte zu erlangen. Bereitwillig ließ sie sich untersuchen und setzte alles daran, den erreichten Zustand aufrechtzuerhalten.

Das Syndrom wurde im Jahr 1951 von dem englischen Internisten und Psychiater Richard Asher beschrieben und nach Karl Friedrich Hieronymus Freiherr von Münchhausen (1720–1797) benannt. Der Adlige ist für seine mehr als abenteuerlichen Geschichten bekannt, die allesamt erlogen waren. Der in England lebende deutsche Gelehrte Rudolf Erich Raspe brachte 1785 unter dem Titel *The Surprising Adventures of Baron Munchhausen* eine Sammlung dieser Geschichten heraus. Liest man die Interpretation der Geschichte Mary Tofts von Dennis Todd in seinem Buch *Imagining Monsters* von 1995, könnte man auch Simulation vermuten. Dabei handelt es sich um eine Erscheinungsform des Münchhausen-Syndroms, bei der das Motiv für das Vortäuschen von Krankheiten ganz einfach Geld sein kann (siehe auch Kapitel 17 in diesem Buch). Todd betont mehrmals, Mary und ihre Helfershelfer hätten Geld für das Vorzeigen der Kaninchenteile erhalten. Andere Autoren wiederum, wie etwa S. A. Seligman in seinem Artikel von 1960 über den Fall, erwähnten dies nicht.

In der älteren medizinischen Literatur finden sich immer wieder Fälle von Frauen, die mit diversen Arten von Säugetieren schwanger gewesen sein beziehungsweise solche zur Welt gebracht haben sollen. Der Den Haager Arzt Cornelis Stalpart van der Wiel veröffentlichte 1682 den ersten Band seines Werks »Hondert seldzame aanmerkingen so in de Genees- als Heel- en Sny-konst, meest by eygen ondervinding, van tijt tot tijt, vergadert en opgestelt«. Auf Seite 234 ist dort ein höchst seltsamer Fall dokumentiert. Die Hebamme Elizabeth Tomboy habe am 21. September 1677 in der Stadt Den Haag eine dort wohnhafte Frau von einem weiblichen Hündchen mitsamt seiner Fruchthülle entbunden; es sei gerade einmal einen Finger lang gewesen, ansonsten aber wohlgestalt. Die Hebamme habe die Missgeburt dem Bruder des Verfassers, Johan Stalpart van der Wiel, übergeben. Etwa 14 Wochen danach, so heißt es weiter, habe die fragliche Frau ein gesundes Kind, einen Sohn, zur Welt gebracht.

Unklar ist, wer in diesem Fall hinter dem Betrug steckte. Wahrscheinlich die Hebamme, die hoffte, den berühmten Arzt dafür interessieren zu können. Die Geschichte sprach sich jedenfalls schnell herum und wurde,

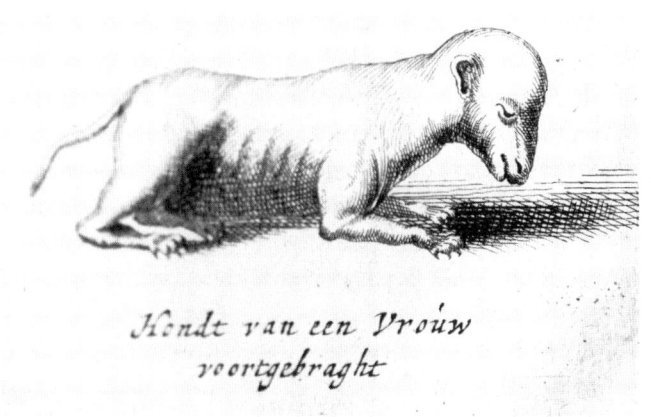

Hondt van een Vrouw voortgebraght

Das 1677 in Den Haag geborene Hündchen (aus: Stalpart van der Wiel, 1682)

weil Stalpart van der Wiels Buch nach Erscheinen in den Niederlanden auch in lateinischer und französischer Übersetzung herauskam, weithin bekannt.

Stalpart van der Wiel schildert in seinem Werk noch etliche weitere Fälle von Frauen, die Tiere zur Welt brachten, etwa fünf lebende Mäuse, die der Hebamme sogleich aus den Händen sprangen und im Zimmer hin und her liefen, ein ziegenähnliches Wesen, das eine Frau aus Leiden während einer Schiffsreise nach Ostindien gebar und das sofort an Deck auf und ab zu rennen begann, und ein vierbeiniges »Monster« mit scharfen Klauen, das in Wagenheim zur Welt kam und über Tische und Bänke sprang. Die Mäuse könnten bei der Niederkunft aus der Strohmatratze gekrochen sein; das Zicklein, das übers Schiffsdeck rannte, und das »Monster« aus Wagenheim hingegen gehören mit Sicherheit in den Bereich der Ammenmärchen.

Der ansonsten als seriös und resolut geltende dänische Arzt und Anatom Thomas Bartholin berichtet in seinem Werk *Historiarum anatomicarum rariorum Centuria I* (1654) von der Geburt eines rattenähnlichen Tiers (Glis = Siebenschläfer) durch eine Frau, das unmittelbar nach der Entbindung hurtig davonrannte. *Errare humanum est:* Auch der berühmte Bartholin täuschte sich mitunter (im gleichen Werk beschreibt er übrigens auch noch eine Meerjungfrau).

Menschen bekommen nun einmal ausschließlich Menschenkinder, keine Tiere. Im Fall der Mary Toft verwundert es, dass erfahrene Mediziner wie John Howard der Frau glaubten und den Betrug nicht durchschauten, was bei dem ebenso ehrgeizigen wie unerfahrenen Nathanael St. André noch eher vorstellbar ist.

Als Mary entlarvt wurde, wollten etliche der beteiligten Ärzte dies zunächst nicht öffentlich machen. Was steckte dahinter? Scham, weil sie der Frau auf den Leim gegangen waren? Oder vielleicht doch der Glaube an etwas Mystisches?

Auch heute empfinden Ärzte die Entlarvung von Patienten mit dem Münchhausen-Syndrom, denen sie zunächst geglaubt hatten, als persönliches Versagen oder Ausdruck von Inkompetenz. Vor allem, wenn es zu völlig unnötigen Operationen gekommen ist, fällt es ihnen schwer, sich einzugestehen, die psychische Störung nicht erkannt zu haben. Daran hat sich, verglichen mit früher, wenig geändert. John Howard und Nathanael St. André dürften sich recht klein und dumm gefühlt haben, als Mary Tofts Betrug ans Licht kam.

3 Jean Baptista dos Santos, der Portugiese mit den zwei Penissen

In der medizinischen Literatur finden sich Dutzende Fälle von Kindern, die mit zwei Penissen geboren wurden. Der bekannteste und interessanteste Fall ist zweifellos jener von Jean Baptista dos Santos.

»Er ist von zigeunerhaftem Aussehen, ungefähr 22 Jahre alt und ungewöhnlich leicht erregbar; allein der Anblick einer Frau genügt, um seine Lust zu wecken. Beim Verkehr kann er seine beiden Penisse unabhängig voneinander gebrauchen; ist er mit dem einen fertig, macht er mit dem anderen weiter.« Das schrieb der amerikanische Fotograf Charles DeForest Fredericks (1823–1894) am 7. August 1865 als Antwort auf ein Schreiben des Arztes George Jackson Fisher (1825–1893) mit Fragen zu Jean Baptista dos Santos. Fisher bereitete damals einen Artikel über siamesische Zwillinge vor und hatte sich an Fredericks gewandt, um mehr über den »portugiesischen Mann mit drei Beinen und zwei Penissen« zu erfahren.

Jean Baptista dos Santos wurde 1846 im Süden von Portugal geboren. Seine Eltern waren kerngesund und typisch südländisch: dunkles Haar, olivfarbene Haut, braune Augen und nicht sehr groß. Jean Baptista war das dritte Kind der Familie, seine Geburt verlief nach Aussage der Mutter leicht und problemlos. Weil ortsansässige Ärzte dem Vater versichert hatten, sein Sohn weise höchst ungewöhnliche äußere Merkmale auf, investierte dieser seine gesamten Ersparnisse in eine Schiffsreise mit Frau und Kind nach London. Dort wollte er Jean Baptista zahlungswilligen Interessenten vorführen. Angekündigt wurde das in einer Broschüre und auf Plakaten mit dem Text: »The Human Tripod, or Three-Legged Child, and First Bipenis ever seen or heard of.«

Das Kind wurde nackt, in einer Wiege auf dem Rücken liegend, gezeigt. Sensationshungrige Bürger wie Wissenschaftler scharten sich um den Jungen.

Der Vater erzielte mit der Zurschaustellung seines Sohns beträchtlichen Gewinn. Und Jean Baptista selbst? Der lachte und gluckste nur in seiner Wiege beim Anblick des fassungslosen Publikums.

Drei Wissenschaftler, Dr. Cursham, Dr. Acton und Mr. Perry, zahlten ein ordentliches Sümmchen, um das Kind eingehend untersuchen und Zeichnungen von ihm anfertigen lassen zu dürfen. Dr. Cursham amüsierte sich köstlich, als Jean Baptista dabei aus beiden Penissen zugleich auf seine Hemdbrust pinkelte.

Zwischen zwei normalen und gut beweglichen Beinen hatte das Kind ein drittes missgebildetes Bein mit zwei zusammengewachsenen Füßen mit zehn Zehen, wobei die zwei großen Zehen sich in der Mitte befanden. Nachdem die Mediziner Jean Baptista auf den Bauch gelegt hatten, strich Dr. Acton mit den Fingern über seinen Rücken und spreizte dann die kräftigen Pobacken. Die Männer beugten sich vor, um den Anus zu betrachten. »Zweifellos vollkommen normal«, stellte Acton mit erhobener Stimme fest, während Cursham eifrig Notizen machte und Mr. Perry das zappelnde Kind schweigend betrachtete.

Nachdem die Ärzte sich zu einer Zuzahlung bereiterklärt hatten, durften sie das Kind bei einer Versammlung der Fellows of the Royal Society of London vorführen.

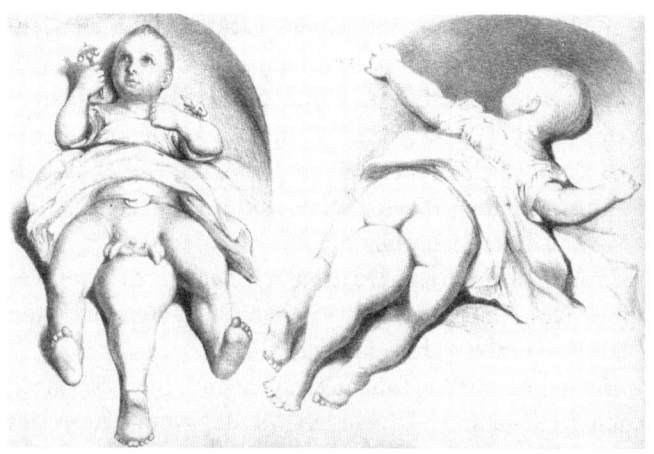

Jean Baptista dos Santos als Baby (aus: W. Acton, *Medico-Chirurgical Transactions*, 1846)

Dr. Cursham hatte eigentlich zuvor mittels einer Sonde untersuchen wollen, ob der Junge eine oder zwei Harnblasen hatte, Acton jedoch war dagegen und meinte, man solle die Eltern nicht noch mehr unter Druck setzen. Da das Kind mit zwei normal aussehenden Penissen Wasser ließ, mussten Acton zufolge zwei Harnröhren vorhanden sein und – so seine Folgerung – tatsächlich zwei separat angelegte Geschlechtsorgane.

Die Versammlung in der Royal Society an jenem Abend war gut besucht. Das Gerücht, es werde ein Kind mit zwei Penissen präsentiert, hatte viele Mitglieder angelockt, wobei manche von ihnen es bereits bei öffentlichen Vorführungen gesehen hatten.

Acton leitete die Demonstration mit den Worten ein: »Ich habe bisher keine Beschreibung oder Abbildung eines Menschen mit zwei Penissen gefunden.« Dann kam

33

Jean Baptistas Vater mit seinem nackten Sohn auf dem Arm hinter dem Bühnenvorhang hervor. Gerade noch war er sehr selbstbewusst und geschäftstüchtig aufgetreten, jetzt aber blickte er scheu in den Saal und wurde von dem rasch herbeigeeilten Dr. Acton vollends aufs Podium geleitet. »Dies, meine werten Kollegen, ist der erste Fall eines Menschen mit zwei Penissen«, fuhr Acton fort und wies mit einem Holzstöckchen auf die zwei Penisse. Das Kind gluckste vergnügt. Unter den gelehrten Männern erhob sich Gemurmel.

Bei der auf die Vorführung folgenden Diskussion sprachen sich mehrere Chirurgen für die Amputation des dritten Beins aus, zumal gefühl- und bewegungslose Körperanhänge besonders anfällig für schlecht heilende

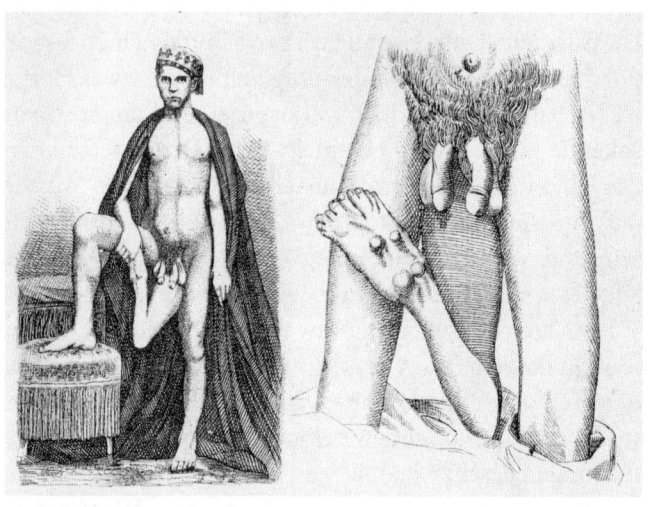

Jean Baptista dos Santos als erwachsener Mann (aus: G. J. Fisher, *Transactions of the Medical Society of the State of New York* 1866)

Wunden seien. Die Eltern aber wollten einer Amputation keinesfalls zustimmen.

Als erwachsener Mann behauptete Jean Baptista dos Santos, er könne seine beiden Penisse, die im Übrigen gleich groß waren, separat zur Erektion bringen. Er könne erst mit dem einen und danach mit dem anderen mit einer Frau den Beischlaf vollziehen, wobei Letzteres vermutlich Großtuerei war. Denn aus anderen Beschreibungen von Männern mit zwei Penissen geht hervor, dass beide zugleich erigieren oder aber einer dauerhaft schlaff ist.

Ein besonders trauriger Fall war der eines Soldaten aus dem Heer Karls VI., der zwar mit beiden Penissen Wasser lassen, jedoch mit keinem davon einer Frau beischlafen konnte.

Einen anderen, nicht weniger traurigen Fall beschrieben der schottische Orthopäde und Chirurg Dr. Ian Scott Smillie (1907–1992), der sich mit dem Buch *Injuries of the Knee Joint* einen Namen machte, und sein kanadischer Kollege J. H. Murdoch im Jahr 1952 in der Fachzeitschrift *The Journal of Bone and Joint Surgery*. Smillie wurde 1948 von einem Landarzt auf einen Mann mit einer anatomischen Besonderheit aufmerksam gemacht, der in einem einsam gelegenen Haus im Wald lebte. Gemeinsam mit dem Arzt ging Smillie hin. In einem halbdunklen Zimmer trafen sie einen etwa 50-jährigen bärtigen Mann mit langem schwarzem Haar an. Er war bereit, den beiden Medizinern sein »Ding« zu zeigen, das er zuvor noch keinen Menschen hatte sehen lassen. Wie Jean Baptista dos Santos hatte auch er zwei Penisse und ein drittes, zusammengewachsenes Bein zwischen den zwei normal ausgebildeten Beinen. Das Letztere konnte der Mann nicht bewegen, doch sein zweiter, etwas kleinerer Penis erigierte, sobald er den größeren mit der Hand stimulierte. Er erkundigte sich bei den Ärzten, ob sie ihm helfen könnten. Smillie ging darauf ein, zumal er damit Stoff für eine interessante Fachpublikation hatte.

Wie er in Erfahrung brachte, hatte der bei der Geburt seines Patienten anwesende Arzt, Dr. J. Lidell, damals dringend dazu geraten, den »Tumor« möglichst schnell zu entfernen, die Eltern jedoch hatten dies nicht gewollt. Für sie war die Geburt des missgebildeten Kindes eine Strafe für die Sünden ihrer Vorfahren und ein »Schandfleck« in der Familiengeschichte. Die Eltern weigerten sich sogar, Dr. Lidell ihren Sohn fotografieren zu lassen. Sie behielten ihn im Haus, wo er von seinen Geschwistern unterrichtet wurde. Als Erwachsener verdiente er seinen Lebensunterhalt mit dem Reparieren von Uhren und Radiogeräten. Er galt als mysteriöse Erscheinung, und manche Leute behaupteten, sie hätten ihn nachts in langen Röcken umhergehen sehen.

Smillie ließ den Mann per Krankenwagen in die orthopädische Klinik der Universität St. Andrews an der Ostküste Schottlands bringen und entfernte operativ das dritte Bein wie auch den zweiten Penis. Drei Wochen später wurde der Mann aus der Klinik entlassen. Obwohl er nun ein normales Leben hätte führen können, blieb er ein verbitterter Einzelgänger und reparierte weiterhin Uhren. Er verschwand sozusagen wieder in den dunklen Wäldern um St. Andrews. Drei Monate später schlug das Schicksal zu: Der Mann starb völlig unerwartet. Zunächst vermutete man, er sei einer schweren Harnwegsinfektion erlegen, doch bei der Obduktion stellte sich heraus, dass die Harnblase voller Eiter war und er an fortgeschrittenem Prostatakrebs gelitten hatte.

Anders als der lebensfrohe und charismatische Jean Baptista dos Santos führte der Schotte ein trostloses Leben in Einsamkeit. Ausschlaggebend dafür dürfte die Einstellung der Eltern gewesen sein. Jean Baptistas Eltern sahen die Anomalie ihres Sohnes positiv und bereisten mit ihm die ganze Welt. Der Schotte hingegen galt seinen Eltern als Verkörperung der Sünde und wurde tunlichst von anderen Menschen ferngehalten. Und während Jean Baptista viele Frauen mit seinen zwei Penissen befriedigte, konnte der schottische Mann allenfalls einsam in seinem abgelegenen Haus onanieren.

Beschreibungen von Frauen mit zwei Vaginen findet man in der medizinischen Literatur wesentlich seltener. Berühmt wurde jedoch der Fall der Blanche Dumas, die 1860 auf der Karibikinsel Martinique zur Welt kam. Sie hatte ein sehr breites Becken mit drei Beinen, zwei Ani und zwei komplett entwickelte Vulven sowie Vaginen und sogar ein zweites Paar Brüste samt Warzen in der Leistengegend. Bei Stimulierung einer ihrer Klitorides stellte sich rasch sexuelle Erregung ein, und sie hatte abwechselnd mit beiden Vaginen Geschlechtsverkehr.

Als erwachsene Frau lebte Blanche Dumas in Paris und war eine geschätzte Prostituierte. Ihre Stammkundschaft bestand aus gut situierten Männern, die bereit waren, für das Vergnügen, mit einer Frau mit zwei Vaginen und vier Brüsten zu verkehren, reichlich zu zahlen. Als sich Jean Baptista dos Santos während einer Europareise in Paris aufhielt, äußerte sie den Wunsch, mit ihm zu schlafen. Ob es dazu kam, ist mir nicht bekannt (was die Genitalien der beiden angeht, hätte es sicherlich »gepasst«), es kur-

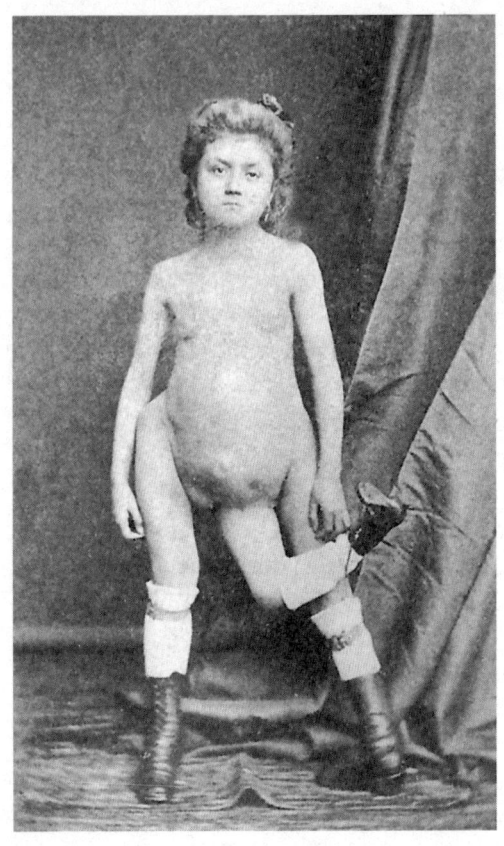

Blanche Dumas

sieren lediglich Gerüchte über ein kurzes Zusammen-
treffen.

Die Diagnose für sämtliche in diesem Kapitel darge-
stellten Fälle lautet *Pygopagus parasiticus*: eine unfreie
asymmetrische Doppelfehlbildung, wobei eines der doppelt ausgebildeten Körperteile normal entwickelt und das

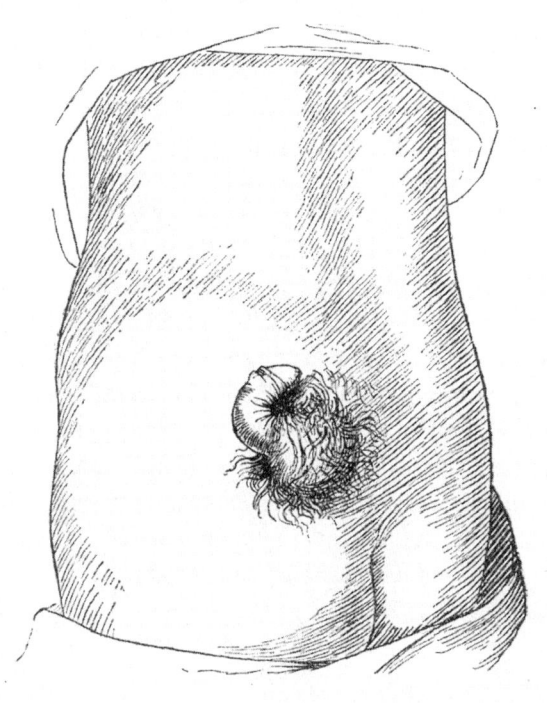

Penis auf dem Rücken eines Mannes (aus: B.C.A. Windle, *The Journal of Anatomy and Physiology,* 1893)

andere schwer missgebildet ist. Heutzutage werden Säuglingen, die mit solch einer Anomalie zur Welt kommen, das dritte Bein und der zusätzliche Penis relativ schnell nach der Geburt operativ entfernt, und eine zweite Vagina wird geschlossen. Amouröse Abenteuer wie jene des Jean Baptista dos Santos und der Blanche Dumas gehören also der Vergangenheit an.

Dass kleine Jungen mit einem zweiten Penis direkt neben dem eigentlichen geboren werden, kommt – wie erwähnt – immer wieder einmal vor. Wesentlich seltener ist ein zweiter Penis anderswo am Körper ausgebildet. Ein bizarres Beispiel dafür dokumentierte 1893 der englische Anatomieprofessor Bertram Windle im der Fachzeitschrift *The Journal of Anatomy and Physiology*. In seinem Artikel geht es um einen jungen Mann, der beim Präsidenten der Fakultät, Mr. Oliver Pemberton, vorsprach. Er hatte auf dem Rücken in Höhe der Lendenwirbel eine mit Schamhaar bewachsene Verdickung und in deren Mitte einen zweiten Penis mit normal entwickelter Eichel. Unten am Penis war die Haut faltig wie bei einem Hodensack, allerdings waren keine Hoden fühlbar. Erstaunlicherweise war dieser Penis aber zu einer Erektion fähig – was eigentlich kaum vorstellbar ist, und sicherlich so manchen anregt, seiner Fantasie freien Lauf zu lassen.

4 John Cummings, der betrunkene Messerschlucker

Benjamin Travers war ein trotz seiner jungen Jahre bereits angesehener Chirurg am Londoner St. Thomas Hospital. Er setzte das scharfe Messer oberhalb des Brustbeins des 33-jährigen Mannes an und führte mit leichtem Druck einen Schnitt durch sämtliche Hautschichten bis hinab zum Schambein. Anschließend nahm er einen zweiten Schnitt quer dazu oberhalb des Nabels vor, wobei der untersetzte Mann sich auf die Zehenspitzen stellen und über den Tisch beugen musste. Gleich darauf begann Travers, die Haut samt dem wenigen Unterhautfett von den Muskeln zu trennen. Sein Kollege William Lucas (unter dem Beinamen »der Schlächter« bekannt), der bei der Sektion assistierte, zerrte ungeduldig die fahlen Hautlappen beiseite.

Bei dem Toten handelte es sich um einen Matrosen namens John Cummings, der tags zuvor, am 25. März 1809, unter großen Schmerzen gestorben war. Seine Krankengeschichte hatte bei vielen Medizinern Interesse geweckt, daher waren sie in Scharen zur Leichenöffnung erschienen.

Nun, da der Bauchraum offen war, konnten die inneren Organe endlich in Augenschein genommen werden. Darm und Leber waren von eisengrauer Färbung. Mit kundiger Hand band Travers den unterhalb des Magens liegenden Zwölffingerdarm und am anderen Ende den Darmkanal 30 Zentimeter oberhalb des Rektums mit zwei Schnüren ab, durchtrennte die Aufhängebänder und hob das gesamte Paket aus dem Körper.

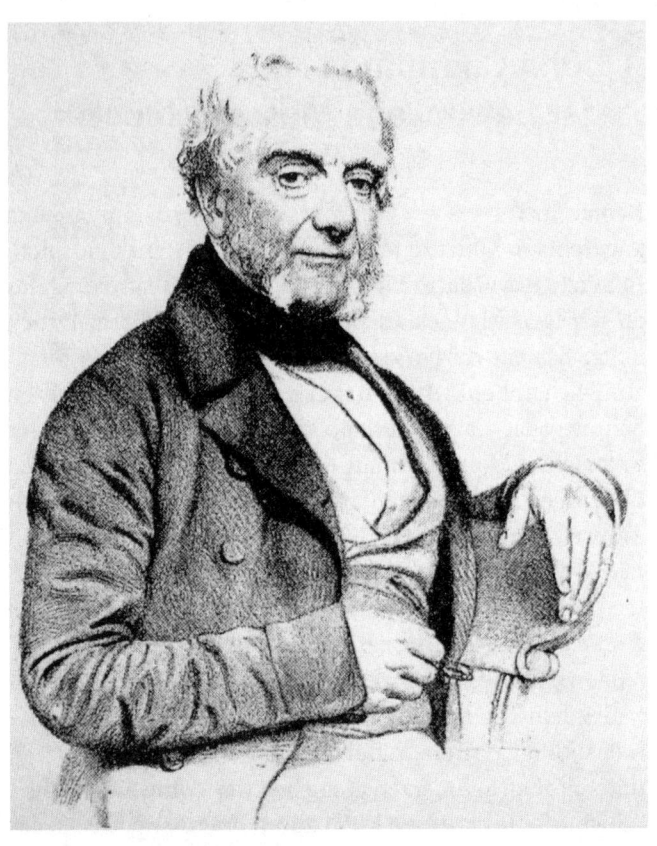

Benjamin Travers (1783–1858)

Als Nächstes öffnete er mit einer scharfen Schere den Darm und inspizierte alle dreißig Zentimeter dessen Inhalt sowie Auskleidung. Zu seiner Verwunderung fand er korrodierte Teile von Klappmessern im Dickdarm. An einer Stelle hatte ein elf Zentimeter langer Holzgriff die Darmwand durchbohrt und zuvor in Höhe der Nieren in die Bauchhöhle geragt. Als Travers sich den im Bauch verbliebenen Teil des Darms ansah, fand er dort noch einen weiteren Fremdkörper in der Darmwand.

Lucas meinte, dieses Holzteil habe er kurz vor dem Tod des Mannes im Mastdarm ertastet, und Cummings habe vor Schmerzen geschrien, als er es herausziehen wollte. Das war nur zu verständlich, denn jetzt konnte man sehen, dass es teilweise in der Beckenmuskulatur steckte. Erstaunlicherweise war trotz der Perforationen kein Darminhalt in die Bauchhöhle gelangt.

Travers trennte dann noch den Magen von der Speiseröhre und legte ihn in eine bereitstehende Metallschale, um ihn anschließend zusammen mit dem bedeutenden Chirurgen und Anatomen Sir Astley Cooper sowie mit Richard Smith, seines Zeichens Chirurg an der Bristol Infirmary, zu öffnen.

Wie war es dazu gekommen, dass sich Messerteile in John Cummings' Darm befanden?

Im Juni 1799 lief das Schiff, auf dem Cummings Matrose war, in der französischen Hafenstadt Le Havre ein. Am Abend ging er mit mehreren Kameraden von Bord, um sich zu vergnügen. Am Stadtrand war auf einer Wiese ein Zelt aufgestellt, um das sich eine Menge Leute drängten. Der Mann im Zelt behauptete kühn, er könne Messer schlucken, ohne dass es ihm etwas ausmache. Er erwies sich als Aufschneider, denn als er seine Kunst vorführen sollte, kniff er.

Zurück auf dem Schiff, unterhielten sich die angetrunkenen Matrosen noch eine Weile über den Mann im Zelt und betranken sich dabei ordentlich. Plötzlich behauptete Cummings, er könne, anders als der französische Scharlatan, tatsächlich Messer schlucken, woraufhin seine Kameraden schallend lachten. Der leicht zu provozierende Cummings zog sein Klappmesser aus der Tasche seiner schmuddeligen Hose und hielt es demonstrativ zwischen Daumen und Zeigefinger hoch. Er schenkte sich mit der anderen Hand noch einmal Grog nach, lachte triumphierend, steckte das Messer in den Mund und spülte es mit einem tüchtigen Schluck hinunter. Zum Beweis, dass er es tatsächlich geschluckt hatte, riss er den Mund weit auf. Außer ein paar fauligen Zähnen war nichts Auffälliges darin zu sehen, jedenfalls kein Messer.

Obwohl keiner wirklich geglaubt hatte, dass Cummings seinen Worten die Tat folgen lassen würde, waren die Matrosen noch nicht zufrieden, sondern provozierten ihn weiter: »Soll das schon alles gewesen sein?«, riefen sie und hielten ihm drei weitere Messer hin. Cummings schluckte sie, ohne mit der Wimper zu zucken, und so gaben die betrunkenen Seeleute Ruhe.

Als der verwegene Matrose am nächsten Morgen seinen Darm entleerte, waren die Messer nicht dabei. Nachmittags suchte er erneut die Schiffstoilette auf; dabei kam das zweite Messer, das er geschluckt hatte, zum Vorschein. Am Morgen darauf erschienen zwei weitere, darunter sein eigenes. Cummings säuberte die Messer in einem Eimer mit Meerwasser, steckte das seine ein und gab die anderen beiden den verdutzten Besitzern zurück. Das vierte blieb in seinem Körper.

In den folgenden sechs Jahren enthielt Cummings sich des Messerschluckens. Erst eines Abends im März 1805 ließ er sich, inzwischen 29 Jahre alt, bei einem Gelage mit Kameraden in Boston/USA wieder dazu breitschlagen und schluckte in betrunkenem Zustand fünf Messer. Die Kunde von dem verrückten Matrosen sprach sich schnell herum – am nächsten Abend drängten sich bereits zahlreiche Zuschauer um ihn. Das große Interesse schmeichelte Cummings so, dass er acht weitere Messer schluckte.

Die 13 Klappmesser, die er innerhalb von 24 Stunden zu sich genommen hatte, lagen ihm buchstäblich schwer im Magen. Am nächsten Tag musste Cummings sich mehrmals übergeben und lag ansonsten verkrampft und mit üblen Magenschmerzen im Bett. Weil man um sein Leben fürchtete, ließ man ihn in ein Hospital bringen.

Nach seiner Entlassung heuerte er auf der *Isis* an, die nach Frankreich fuhr. Am Spithead an der Südküste Englands, wo das Schiff einige Tage vor Anker lag, kam die Messerschluckerei wieder zur Sprache. Der leicht zu beeinflussende und auf Aufmerksamkeit erpichte Matrose schluckte sage und schreibe 35 Messer.

Am 6. Dezember 1805 suchte er mit stechenden Bauchschmerzen den Schiffsarzt der *Isis* auf, Benjamin Lara, der jedoch nicht viel für den Patienten tun konnte. Der verzweifelte Matrose trank mehrere Gläser Öl und hoffte, die Messer würden auf natürlichem Wege seinen Körper verlassen. Es dauerte jedoch ein halbes Jahr, bis er schließlich einen Griff erbrach, der zum Messer eines Kameraden gehörte. Zwischen November 1806 und Februar 1807 fanden sich in seinem Stuhl immer wieder Teile von Messern, gesundheitlich ging es ihm jedoch immer schlechter. Im Juni 1807 wurde er als »incurable« aus dem Dienst entlassen und kam nach London, wo er nach mehreren Klinikaufenthalten am 25. März 1809 völlig ausgemergelt verstarb.

Kein Arzt hatte Cummings zu Lebzeiten richtig ernst genommen, denn es schien undenkbar, dass ein Mann noch jahrelang am Leben blieb, nachdem er über 30 Messer geschluckt hatte. Man hielt ihn für einen Hypochonder, Wichtigtuer oder Spinner, der sich – wohl durch übermäßigen Alkoholgenuss – Magen und Leber ruiniert hatte. Einem der Ärzte fielen beim Betasten von Cummings' eingefallenem Bauch harte Gegenstände in Magen und Darm auf, sodass er ihm glaubte. Die meisten aber meinten aufgrund des übel riechenden schwarzen Stuhls, dass sich irgendwo im Verdauungstrakt zu viel Eisen angereichert hätte.

Der nicht gerade feinfühlige Chirurg William Lucas hatte bei der rektalen Untersuchung den bereits erwähnten harten Gegenstand ertastet. Als er diesen zu entfernen versuchte, schrie der arme Cummings vor Schmerzen laut auf. Daraufhin wurden die Medikamente (unter anderem Opium) höher dosiert.

Cummings starb allein im Londoner Guy's Hospital. Sämtliche Ärzte, die den Patienten behandelt hatten, wurden über seinen Tod informiert. Plötzlich wollten alle bei der Leichenöffnung dabei sein, um mit eigenen Augen zu sehen, ob es stimmte, was Cummings erzählt hatte, und sich tatsächlich Teile von Klappmessern in seinem Körper fanden.

Was sie nach der Öffnung des Magens zu sehen bekamen, übertraf alle Erwartungen. Darin fanden sich über 40 Messerteile – der fassungslose Sir Cooper zählte allein 14 Klingen, von denen etliche angerostet waren. Benjamin Travers gab sie in ein Gefäß mit Wasser und wusch sie sorgfältig. Nach dem Trocknen wurde die ungewöhnliche Sammlung in den Bestand des Anatomischen Museums des Guy's Hospital aufgenommen.

In der Hoffnung, eine Erklärung dafür zu finden, dass

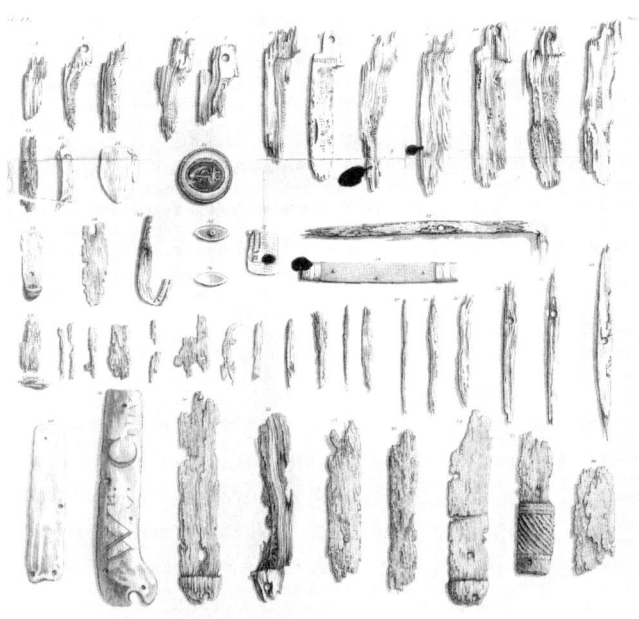

Die aus dem Magen-Darm-Kanal von John Cummings entfernten Überreste verschluckter Messer (aus: A. Marcet, *Medico-Chirurgical Transactions*, 1823)

der Matrose mit derart vielen Messern im Körper so lange hatte überleben können, untersuchte Sir Cooper die Magenwand. Sie war, wie auch die Wand des Zwölffingerdarms, stellenweise stark verdickt. Sir Cooper ließ daraufhin auch den Magen für die anatomische Sammlung präparieren.

So wurde John Cummings nach seinem Tod doch noch berühmt. Im *London Medical Review* wurde über ihn berichtet, und im Jahr 1823 folgte eine ausführliche Dokumentation seines Falls in der tonangebenden medizinischen Fachzeitschrift *Medico-Chirurgical Transactions*. Sie wurde von Dr. Alexander Marcet verfasst und mit einer Abbildung versehen, auf der sämtliche in Magen und Darm gefundenen Messerteile zu sehen waren.

Ob Cummings' Magen und die Messerteile heute noch in der Sammlung des Anatomischen Museums des Londoner Guy's Hospital vorhanden sind, ist mir nicht bekannt.

Bleibt noch die Frage, was jemanden dazu veranlasst, Metallteile und insbesondere scharfe Gegenstände zu schlucken. Zunächst einmal muss zwischen professionellen Schwertschluckern und Menschen, die andere kleinere Gegenstände schlucken, unterschieden werden. Erstere stecken Schwerter in ihre Speiseröhre, um damit das Publikum zu unterhalten, und entfernen sie wenige Minuten danach wieder. Nur selten verletzt sich ein Schwertschlucker dabei so schwer, dass er stirbt – insgesamt sind nur einige wenige Todesfälle bekannt. Ein besonders tragischer wurde im Jahr 1931 von den Ärzten L. Falta und I. Incze beschrieben: Ein 45-jähriger ungarischer Schwertschlucker bekam, nachdem er das Schwert in seine Speiseröhre eingeführt hatte und sich vor dem staunenden Publikum verbeugen wollte, einen Hustenanfall. Dabei durchbohrte es die Speiseröhre und verursachte eine schwere Infektion, an der der Mann zehn Tage später starb. Heutzutage ist es eher unwahrscheinlich, dass eine Perforation der Speiseröhre beim Schwertschlucken zum Tod führt, wie zwei in jüngerer Zeit (2001 und 2005) publizierte Fälle zeigen. Der Radiologe Brian Witcombe und Dan Meyer, Vorsitzender der Internationalen Schwertschlucker-Vereinigung, veröffentlichten im Dezember 2006 im *British Medical Journal* eine Studie zu

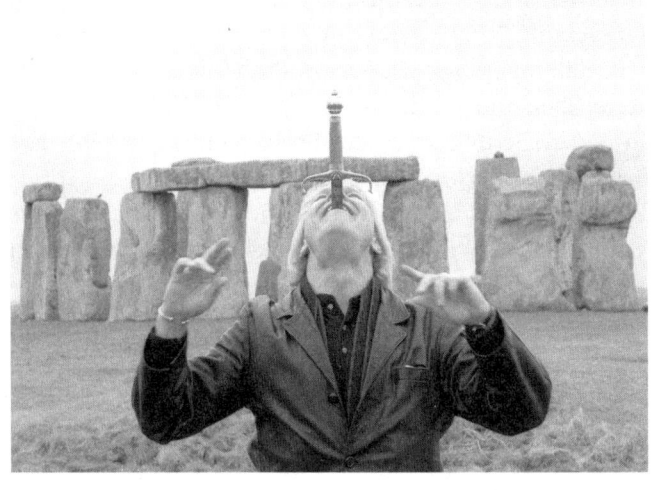

Der berühmte Schwertschlucker Dan Meyer in Stonehenge/
England im März 2009 (Foto: Erwin J. O. Kompanje)

den Nebenwirkungen des Schwertschluckens; am häufigsten wurde dabei eine wunde Kehle genannt.

Den »Gelegenheitsschlucker« charakterisieren, wie der
Chirurg G. O. Chambers schreibt, Egoismus, Eitelkeit
und Selbstgefälligkeit, und es geht ihm in erster Linie um
Aufmerksamkeit und Beifall.

Einen älteren Fall des Verschluckens von Metall hat
John Marshall 1853 in der Zeitschrift *Medico-Chirurgical
Transactions* dokumentiert. Seine Patientin, die 41-jäh-
rige Mrs. B., die er als »rather tall, well-formed woman
of fair complexion, good intelligence, and habitually be-
nevolent to the poor« beschreibt, starb am 8. Oktober

1850 nach schweren Bauchkrämpfen. Bei der Obduktion entdeckte Marshall die Ursache ihres Leidens und Todes: In ihrem Magen befanden sich zahlreiche Stecknadeln (insgesamt 255 Gramm) und im Zwölffingerdarm ein Nadelklumpen, der ein ganzes Pfund wog. Der erschütterte Ehemann traute seinen Ohren nicht, als Marshall ihm den Befund mitteilte. Er hatte nie gesehen, dass seine Frau Stecknadeln zu sich nahm, der 17-jährige Sohn allerdings schon. Wenn die Mutter ihn rügte, sagte er manchmal zu ihr »Iss lieber Stecknadeln!«, woraufhin sie betroffen schwieg. Und der Haushälterin der Familie war aufgefallen, dass oft Stecknadeln auf dem Teppich verstreut lagen.

Möglicherweise litt Mrs. B. an einer Störung, die heute als Pica bezeichnet wird. Menschen, die an Pica leiden, nehmen Stoffe zu sich, die nicht essbar sind, wie etwa Lehm, Kohle, Erde, Kot, Papier, Seife oder Gummi. *Pica* ist die lateinische Bezeichnung für die Elster, einen Vogel, der angeblich alles frisst, was er findet. Pica kann auf einen Eisenmangel hindeuten, obwohl Personen, die diese Störung aufweisen, eben auch Erde und Lehm zu sich nehmen. Wahrscheinlich ist die Ursache für den Stecknadelverzehr der Mrs. B. eher psychologisch. Wenn der Ehemann nie merkte, dass sie Stecknadeln aß, dürfte ihm auch manches andere entgangen sein. Etwa, dass seine Frau sich zurückgesetzt fühlte, was wohl auch bei John Cummings der Fall war.

5 Jan de Doot, der verzweifelte Amsterdamer Schmied aus dem Engelsche Steech

»Wo ist deine Frau?« Der Mann sah seinen Bruder, den 30-jährigen Schmied Jan de Doot, fragend an. »Die hab ich zum Einkaufen geschickt, auf den Fischmarkt«, antwortete Jan, der gerade ein Messer wetzte. »Ich brauche deine Hilfe.« Der Schmied zog sich die Hose herunter und setzte sich auf die Kante eines Stuhls neben dem Alkoven. Das knisternde Kaminfeuer beleuchtete das düstere Zimmer nur spärlich. Für sein Vorhaben würde das Licht aber wohl ausreichen. Er erklärte seinem Bruder mit wenigen Worten, was er plante und wie dieser ihm dabei helfen sollte. »Also: Du kniest dich jetzt hinter mich und hältst meinen Sack hoch«, schloss er. Der Bruder tat wie geheißen, und hob den schlaffen Hodensack an, sodass sich die Haut am Damm zum After hin spannte.

Jan holte mehrmals tief Luft, dann tastete er mit der linken Hand nach der harten Schwellung unterhalb des Hodensacks und schnitt mit dem scharfen Messer durch die alte erhabene Narbe. Die Wunde blutete sofort, und Jan stöhnte vor Schmerzen auf, als er das Messer noch zwei weitere Male ansetzte, um den Schnitt zu vertiefen. Dann schabte die Klinge über den Stein. Die Wundränder klafften auseinander. Jan warf das Messer, von dem Blut tropfte, in eine Schüssel neben sich auf dem Boden, schob zwei Finger in die Wunde und hielt den Atem an. Sein Gesicht wurde vom Pressen rot. Es knirschte, als das Gewebe vollends riss und ein hühnereigroßer Blasenstein

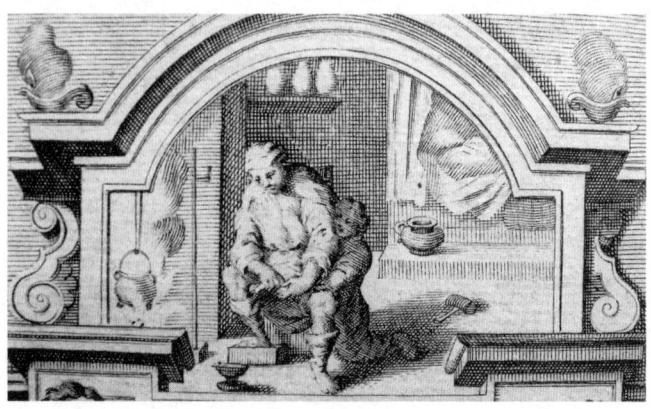

Jan de Doot und sein Bruder beim Entfernen des Blasensteins
(aus: N. Tulp, 1739)

herausglitt und zwischen Jans Füße fiel. Er seufzte erleichtert auf.

»Und jetzt hol rasch den Bader«, sagte der sonst so unerschrockene Schmied mit zittriger Stimme zu seinem Bruder, der den schweißnassen Hodensack losließ und aus dem Haus am Engelsche Steech eilte. Draußen wusch er sich erst einmal gründlich die Hände in einem Eimer Regenwasser.

Als der Wundarzt den Stein erblickte und hörte, dass der Schmied ihn sich selbst aus der Blase geschnitten hatte, staunte er über dessen Mut. Er wusste aus Erfahrung, dass es oft sechs Mann brauchte, um einen Patienten beim Entfernen von Blasensteinen ruhig zu halten. Er nähte die Wunde zu und legte einen Verband an, befürchtete allerdings, der Schnitt könnte schlecht verheilen oder sich entzünden und Komplikationen verursachen.

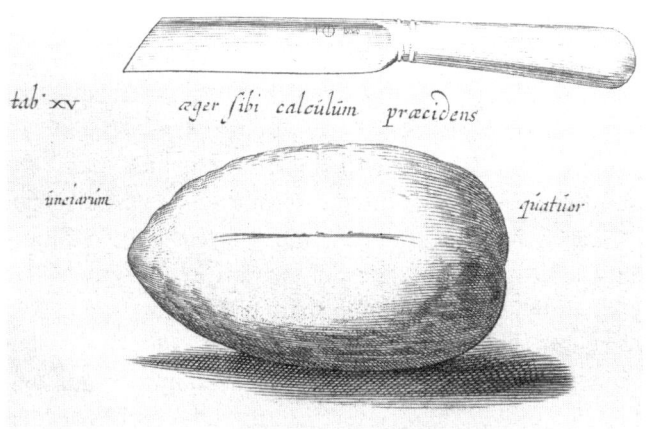

Der Blasenstein mit dem Messer des Jan de Doot (aus N. Tulp, 1739)

Die Tatsache, dass Jan de Doot sich am 5. April 1651 eigenhändig von seinem Blasenstein befreit hatte, hielt der Amsterdamer Chirurg und Bürgermeister Nicolaes Tulp für so außergewöhnlich, dass er den Fall in die neueste Auflage seines beim Verlag Elzevier erschienenen Werkes *Observationes medicae* aufnahm. Im Jahr 1672 ging Dr. Salomon Reisel, Hofmedicus des Herzogs Eberhard Ludwig von Württemberg, erneut auf den Fall ein. Eine Kupferstich-Illustration zu seinem Artikel zeigt in Originalgröße das Messer, das der Schmied benutzt hatte.

Steinleiden waren im 17. Jahrhundert in Europa weit verbreitet, insbesondere unter Kindern und Jugendlichen. Ursache waren die damaligen Ernährungsgewohnheiten, bei denen das Verhältnis zwischen Eiweiß und Kohlenhydraten unausgewogen war. Wenn die Steine groß oder zahlreich waren, beeinträchtigten sie den Betroffenen mitunter sehr stark. Versperrte ein Stein den Ausgang von der Blase zur Harnröhre, was immer wieder vorkam, war das Wasserlassen unmöglich. Um dem abzuhelfen, legte man sich auf den Rücken und drehte sich dann so rasch um, sodass der Stein beiseite glitt und der Urin den Körper verlassen konnte. Große Steine verursachten erheblichen Druck im Becken, Beschwerden beim Stuhlgang und natürlich auch bei Geburten. Wer einen Blasenstein hatte, wollte ihn deshalb früher oder später loswerden.

Manche schlugen sich mit einem Hammer auf den Bauch, um den Stein zu zertrümmern. Wenn das gelang, wurde er mit blutigem Urin ausgeschieden. Andere führten sich Mixturen aus Lehm und Taubenmist ein, die natürlich nicht halfen. Meistens mussten sich die Patienten an sogenannte Steinschneider oder Lithotomen wenden – in der Regel Wundärzte, die sich auf das lukrative Entfernen von Blasensteinen spezialisiert hatten.

Das Steinschneiden war ein riskanter Eingriff und endete nicht selten mit dem Tod des Patienten, häufig infolge schwerer postoperativer Infektionen oder durch Verbluten. Wer die Operation überlebte, bekam mitunter eine Fistel, sodass der Urin ständig über den Damm abfloss, was ein hygienisches Problem darstellte und zur sozialen Ausgrenzung führen konnte. Es kam auch vor, dass der Damm und der Hodensack beziehungsweise die Schamlippen durch eine Infektion wegfaulten. Und weil sich an der eigentlichen Ursache, der unausgewogenen Ernährung, nichts änderte, bildeten sich bald wieder neue Steine.

Den einfachsten Eingriff nannte man *apparatus minor*. Der Patient lag dabei mit angezogenen Knien rücklings

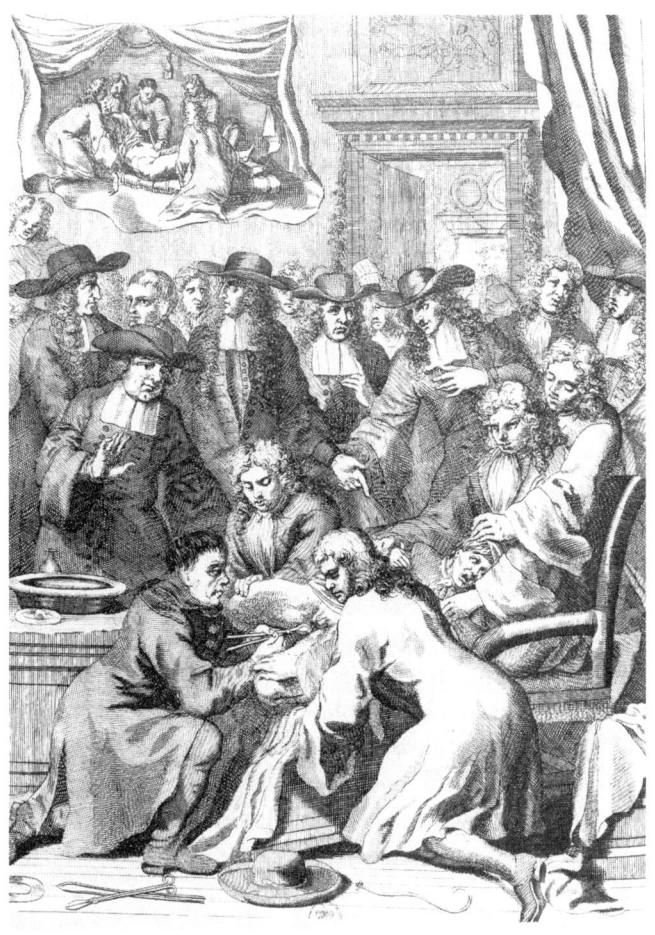

Frère Jacques beim Steinschneiden

auf einem Tisch und wurde von mehreren Helfern festgehalten. Der Steinschneider führte seinen zuvor in Öl
getauchten Zeigefinger in den After ein und drückte mit

der anderen Hand auf dem Unterleib den Blasenstein nach unten, zum Damm hin. Gelang es, ihn auf diese Weise zu fixieren, brachte der Wundarzt mit einem scharfen Messer einen schrägen tiefen Schnitt darüber an, bis ihm Urin über die Hand lief – ein Zeichen, dass die Blase erreicht war. Im günstigsten Fall konnte er mit dem Finger im After den Stein aus der geöffneten Blase drücken. Ging das nicht, kamen ein gebogener Haken, eine Zange oder ein silbernes löffelförmiges Instrument zum Einsatz. Wenn der Wundarzt hingegen mit einem Messer suchte, zog sich die Blase meist reflexartig zusammen, was zusätzliche Wunden und starke Schmerzen verursachte.

Später entwickelten die Steinschneider einen komplexeren Eingriff, den *apparatus major*. Dabei wurde zunächst eine Sonde mit Schnittrille in die Harnröhre geschoben und anschließend darüber ein medialer Schnitt geführt. Mit diversen Instrumenten, etwa einer zwei- oder vierschenkligen Zange, konnte man so über die geöffnete Harnröhre in die Blase gelangen. Mit solch einer Zange wurden zum Beispiel große Steine zertrümmert. Bei diesem Eingriff konnte es zu Komplikationen aller Art kommen, die für den Patienten neuerliches Leiden bedeuteten. Viele der Überlebenden litten lebenslang unter Inkontinenz und chronischen Infektionen oder Abszessen im Becken. Die Folgen waren bei Männern oft Impotenz, bei Frauen Schmerzen aufgrund von Vernarbungen der Vaginawand. Und eine Verengung der Harnröhre nach der Operation wirkte sich oft schlimmer aus als der Stein selbst.

Gefragt beim Volk waren vor allem Steinschneider, die zügig arbeiteten und bei deren Eingriffen nur selten ein

Patient starb. Oft reisten sie von Stadt zu Stadt, um verzweifelte Bürger von Blasensteinen zu befreien.

Ein berüchtigter Steinschneider des 18. Jahrhunderts war der in Europa umherziehende und stets in eine schwarze Mönchskutte gekleidete Frère Jacques Beaulieu. Als er im Jahr 1720 im Alter von 69 Jahren starb, hatte er über 4500 Steinkranke und 2000 Bruchkranke operiert. Der von ihm praktizierte Eingriff wurde als »lateraler Schnitt« bezeichnet. Viele hundert Patienten überlebten ihn nicht, weshalb Frère Jacques in etlichen Ländern als *persona non grata* galt. Er schnitt stets tief und stocherte dann mit der Messerspitze in der sich zusammenziehenden Blase nach dem Stein. Dass seine Patienten dabei entsetzliche Schmerzen hatten, ließ den unsensiblen Mann kalt. Bei kleinen Steinen durchstach er die Blase mehrmals bis in die Bauchhöhle und schnitt den Blasenhals nicht selten komplett ab.

Jeder Steinschneider hatte sozusagen seinen »eigenen Friedhof«, aber der des Frère Jacques war besonders groß. Im Sommer 1698 operierte er in Paris 60 Steinkranke, von denen 25 starben, viele an einer Bauchfellentzündung. Bei den Toten fanden sich mehrere Schnitte in der Blase sowie durchtrennte Blutgefäße, Vaginen und Harnleiter. Als der Chirurg und Anatom Pierre Dionis bei der Obduktion eines siebenjährigen Mädchens, das drei Tage nach der Operation gestorben war, einen Schnitt in der Vaginawand entdeckte, meinte Frère Jacques lediglich, das sei nicht der Rede wert. Er durchtrenne schließlich oft die Vaginawand, ohne dass dies je nennenswerte Folgen gehabt habe.

Mitunter waren die Blasensteine so groß, dass sie sich nicht entfernen ließen und der unglückliche Patient ster-

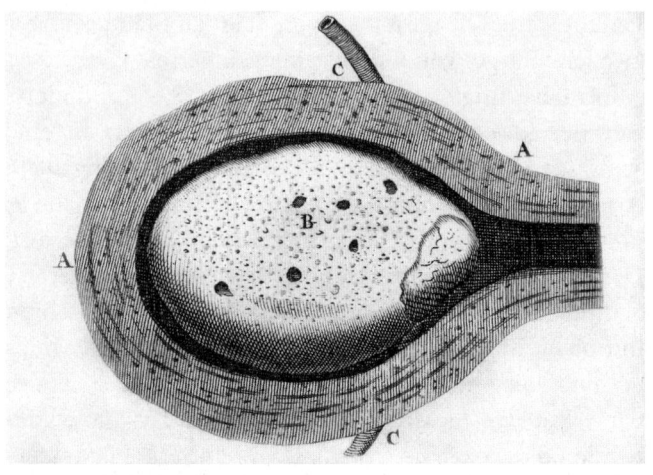

Komplett von einem Stein ausgefüllte Blase (aus: F. Ruysch, 1734)

ben musste, wenn seine Blase komplett ausgefüllt und kein Platz mehr für Urin war. Der Amsterdamer Anatom Frederik Ruysch schilderte solch einen Fall aus dem Jahr 1672: Ein 25-jähriger Mann mit einem Steinleiden habe sich ins Hospital begeben, wo man dem Übel abhelfen sollte. Der Stein ließ sich jedoch nicht entfernen, und der Patient verstarb nach dem vergeblichen Eingriff. Bei der Leichenöffnung stellte man fest, dass der Stein die gesamte Blase ausfüllte.

Einen noch eindrucksvolleren Fall dokumentierte 1809 der englische Chirurg Sir James Earle (1755–1817) in der Zeitschrift *Philosophical Transactions*. Ein 53-jähriger Mann starb nach einem misslungenen Eingriff an einer massiven Infektion. Bei der Obduktion fand man bei ihm einen fast eineinhalb Kilogramm schweren Stein in der

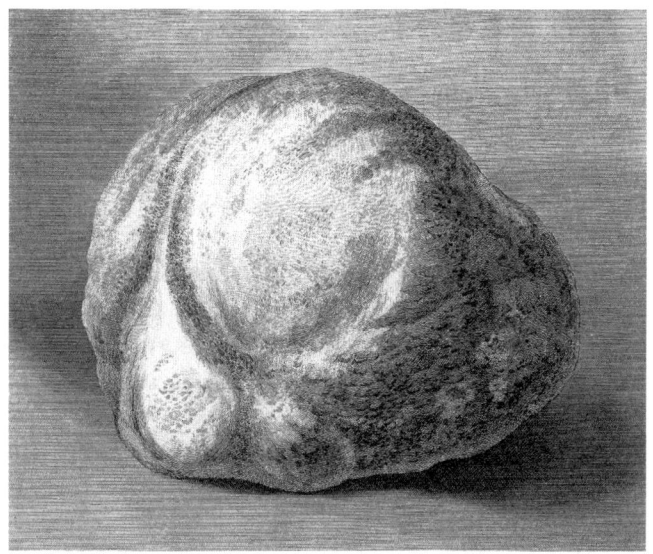

Ein 1246 g schwerer Blasenstein (aus: J. Earle, *Philosophical Transactions*, 1809)

Blase; er wurde in die Sammlung des Londoner Museum of the Royal College of Surgeons aufgenommen.

Im Laufe der Zeit verbesserten sich die Operationstechniken, dennoch blieb das Steinschneiden ein riskanter, schmerzhafter und oft tödlicher Eingriff.

Jan de Doot war, bevor er zur Selbsthilfe griff, bereits zwei Mal »in eines Steinschneyders Händen gewesen« und wollte sich der »graußigen Procedur« nicht noch einmal unterziehen. Im Nachhinein betrachtet scheint es unwahrscheinlich, dass sich der große Stein noch in Jan de Doots Blase befand, als er sich daranmachte, ihn selbst zu entfernen. Zum einen war das benutzte Messer dafür ungeeignet, und zum anderen konnte Jan de Doot, wie

Tulp schreibt, den Stein mit der linken Hand unter der Haut fixieren. Der herausgeschnittene Stein wies in Längsrichtung eine Kerbe auf, was bedeutet, dass der Schmied das Messer direkt darüber angesetzt hatte. Wenn der Stein in der Blase nicht mit einem in den Mastdarm eingeführten Finger gegen denn Damm gedrückt wird, bringt solch ein Schnitt nichts. Wahrscheinlich war der Stein bei Jan de Doot durch die alten Operationsnarben zur Unterhaut gerutscht, sodass der Schmied ihn mit seinem relativ kurzen scharfen Messer entfernen konnte, indem er die Haut und das Gewebe darunter durch- trennte. Große Steine konnten selbst die erfahrensten Steinschneider nicht ohne geeignete Instrumente aus der Blase holen. Zudem war ein langer Schnitt durch Damm und Blase nötig, was häufig Komplikationen nach sich zog. Bei Jan de Doot heilte die Wunde aber schnell und gut – auch das deutet darauf hin, dass der Stein sich im Gewebe unter der Haut befunden haben muss.

Der Amsterdamer Schmied war nicht der Einzige, der seinen Blasenstein eigenhändig entfernte. In Conrad Ludwig Walthers 1715 erschienenem *Thesaurus Medico-Chirurgicarum Observationum Curiosarum* ist die Rede von einem 21-jährigen Böttcherlehrling, der im Jahr 1701 drei Tage lang so gut wie kein Wasser lassen konnte. In seiner Verzweiflung nahm er ein Aderlassmesser und brachte sich damit am Damm einen tiefen Schnitt bis zur Blase bei, sodass ihm der Urin in einem kräftigen Strahl über die Hände floss. Dann entfernte er um die 200 sehr kleine Steine. Weil sich auch noch ein größerer Stein in der Blase befand, verlängerte er beherzt den Schnitt. Am Ende wusch er die Wunde mit Bier aus und legte einen Verband an. Dass er darauf verzichtete, sie zu vernähen

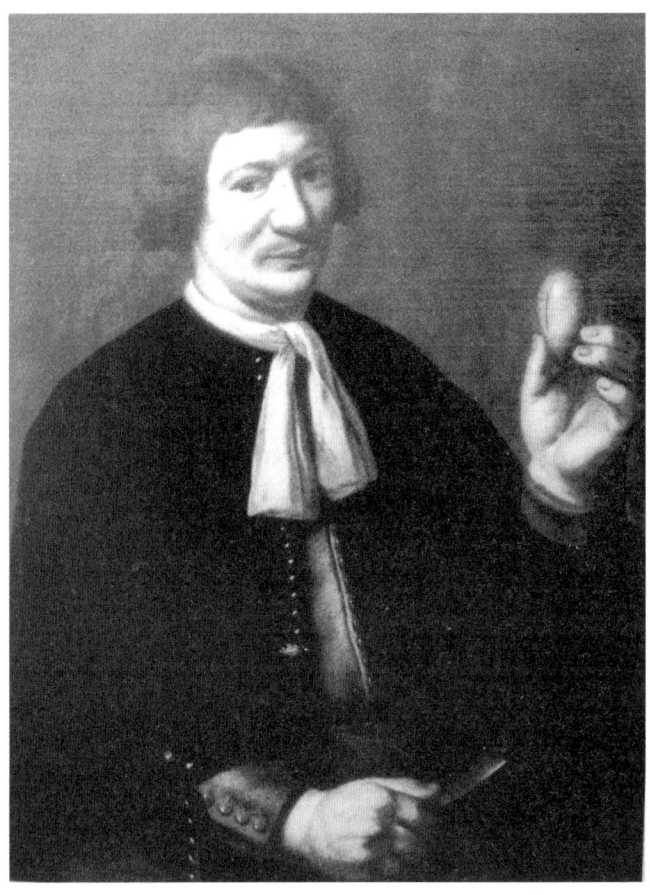

Jan de Doot auf einem Gemälde von Carel van Savoyen
(1621–1665)

(er hatte keine Nadel zur Hand), trug ihm leider eine
Urinfistel ein.

Es kam auch vor, dass Blasensteine sich spontan einen
Weg durch die Haut bahnten. Solch einen Fall hat der be-

kannte Leidener Anatom Eduard Sandifort im vierten Teil seiner *Observationes Anatomico-Pathologicae* von 1781 festgehalten: Der neunjährige Juriaen Janszoon lebte im Jahr 1657 in einem Waisenhaus in Alkmaar und hatte schon geraume Zeit Probleme mit dem Wasserlassen; der Urin kam nur tropfenweise und unter Schmerzen. Dort, wo die Steinschneider üblicherweise den Schnitt setzen, war bei dem Jungen die Haut wund. Als sie am 3. Mai aufbrach, kam »zur höchlichen Verwunderung der gesammten Wund-Artzney« ein großer Blasenstein zum Vorschein. Das weitere Schicksal des Knaben ist nicht bekannt.

Einen weiteren Fall beschrieb der Chirurg Joseph-François-Louis Deschamps 1796 in seinem Werk *Traité historique et dogmatique de l'opération de la taille*: Ein französischer Hirte litt schon von Jugend an unter Blasensteinen. Er hatte zunächst ärztliche Hilfe gesucht, dann aber beschlossen, »der Natur ihren Gang zu lassen«. Während einer Reise bekam der Mann heftige Schmerzen am Damm, der anschwoll und kurz darauf an drei Stellen riss. Da kein Messer oder ähnliches Gerät zur Hand war, kratzte er mit seinen langen Fingernägeln die gerissene Haut ab und konnte einen großen Blasenstein entfernen.

Auch in diesen beiden Fällen waren die Blasensteine ins Unterhautgewebe des Damms gedrungen.

Jan de Doot litt zwar unter Blasensteinen, nicht aber unter allzu großer Bescheidenheit. Für den Stein, den er selbst entfernt hatte, ließ er eine silberne Hülle anfertigen und gab dann bei dem Maler Carel van Savoyen ein Porträt in Auftrag. Darauf ist er mit dem Stein in der einen Hand und dem bei der Operation benutzten Messer in der anderen Hand zu sehen. Außerdem suchte er den Notar Pieter de Bary auf und ließ seine Heldentat beurkunden.

Der in Silber gefasste Stein, die Urkunde und das Porträt kann man noch heute im Anatomischen Museum der Universität Leiden bewundern.

Jan de Doot hat den Stein, wie bereits erwähnt, nicht aus seiner Blase entfernt; er muss sich im Unterhautgewebe des Damms unter einer früheren Operationsnarbe befunden haben. Es zeugt zwar von beträchtlichem Mut, dass der Schmied sich dort selbst einen Schnitt beigebracht hat, doch längst nicht in den Maße, wie ihn der von Conrad Ludwig Walther beschriebene Böttcherlehrling aufbringen musste. Denn der hatte tatsächlich einen Blasenschnitt vorgenommen, und zwar ohne jede Betäubung, was große Bewunderung verdient.

Und schließlich sei auch noch Jan de Doots Bruder Respekt gezollt, denn es war mit Sicherheit alles andere als ein Vergnügen, den schweißigen, übel riechenden Hodensack des eigenen Bruders hochzuhalten.

6 François Deboze und das grässliche Robbenkind

Der schlaffe Körper des toten Säuglings lag auf einem mit alten Tüchern bedeckten Holzgestell in der schmalen Rue de la Lanterne in Lyon. Trotz der hohen Häuser fiel genug Licht darauf. Man sah, dass das Kind einen ungewöhnlich großen Kopf mit langem schwarzem Haar hatte, als wäre es bereits zehn bis zwölf Monate alt. Seine seltsam geformten Ohren befanden sich auf Höhe der Mundwinkel, der Mund selbst war ebenfalls fehlgebildet (mit Lippenspalten auf beiden Seiten – sogenannten Hasenscharten), und die Gliedmaßen ähnelten den Flossen einer Robbe.

Das Kind war tags zuvor, am 4. März 1671, im angrenzenden Armenviertel zur Welt gekommen und kurz nach der Geburt gestorben. Zur Abschreckung, aber auch zur Belustigung, stellte man nun die Babyleiche zur Schau.

Schon öfter hatte man in Lyon »Monster« zu sehen bekommen – erst wenige Tage zuvor ein Kind mit einem einzigen großen Auge mitten im Gesicht und einem rüsselähnlichen Gebilde darüber. Die Schaulustigen hatten daraus geschlossen, die Kindsmutter müsse sich mit einem Schwein eingelassen haben.

Die Passanten in der Rue de la Lanterne fragten sich, wer das missgebildete Kind wohl zur Welt gebracht hatte. Manche sahen in ihm ein Vorzeichen, dass Gottes Zorn bald die Menschheit treffen würde, als Strafe für ihre Sünden. Andere meinten, die Frau, die das »Monster«

geboren hatte, müsse mit dem Teufel Umgang gehabt haben. Und wieder andere behaupteten gar, sie hätten vor einiger Zeit den Teufel in der Gegend gesehen, auf der Suche nach einer willigen Frau, um sie mit seinem rabenschwarzen Sperma zu befruchten. Wie auch immer – das Kind sah schrecklich aus, darüber waren sich alle einig.

In Lyon war es üblich, missgebildete Kinder nach der öffentlichen Zurschaustellung ins Prison de Roanne zu bringen, wo man untersuchte, ob eventuell ein Verbrechen vorlag. So geschah es auch mit diesem toten Säugling.

Der Chirurg François Deboze hörte erst relativ spät von dem Kind in der Rue de la Lanterne. Er erkundigte sich nach seinem Aussehen: Hatte es womöglich zwei Köpfe? Nur ein Auge? Oder war es ein Froschkopf[1]? Nach allem, was er hörte, schien es sich um einen höchst ungewöhnlichen Fall zu handeln. Daher wollte er sich um die Genehmigung bemühen, das Kind sehen und selbst obduzieren zu dürfen. Außerdem wollte er das »Objekt« gern für sein wachsendes anatomisches Kabinett haben. Also wandte Deboze sich an Monsieur Mascranni, den *lieutenant criminel* der Stadt. Dieser war damit einverstanden, dass der Chirurg die Leiche am nächsten Tag im Beisein einer großen Schar interessierter Mediziner obduzierte und alles, was er für nötig hielt, zur genaueren Untersuchung oder zu Lehrzwecken aufbewahrte.

---

[1] Froschköpfe nannte man früher Kinder, die mit Anenzephalie zur Welt kamen; bei ihnen fehlen das Schädeldach und Teile des Gehirns, sie haben vorstehende Augen und einen flachen Gesichtsschädel.

François Deboze hatte vor Kurzem das Buch *Arma-mentarium chirurgicum* des berühmten deutschen Arztes Johannes Scultetus (1595–1645) aus dem Lateinischen ins Französische fertig übersetzt. Darin war unter anderem ein »zweiköpfiges Monster« beschrieben und bild-lich dargestellt, woraufhin Deboze ein großes Interesse an angeborenen Fehlbildungen entwickelt hatte. Da er nun das »Monster« aus der Rue de la Lanterne obduzieren durfte, könnte er – so seine Überlegung – dem übersetz-ten Buch eine bebilderte Darstellung des Falls als Anhang hinzufügen. Er nahm sich vor, dies umgehend mit dem Verleger zu besprechen.

Am nächsten Tag versammelten sich sämtliche Medi-ziner der Stadt im Prison de Roanne, um der Leichen-öffnung beizuwohnen. François Deboze hatte das tote Kind bereits genau in Augenschein genommen und, ins-besondere von Händen und Gesicht, detaillierte Zeich-nungen angefertigt. Diese wollte er einem Graveur über-geben, der sie auf Platten übertragen sollte. In Gedanken sah Deboze die Kupferstiche schon vor sich: eine pracht-volle Ergänzung des Artikels, den er plante. Der Verleger hatte sich inzwischen mit seinem Vorhaben einverstan-den erklärt.

Deboze hatte sein Exemplar von *De Monstris,* dem berühmten Buch über angeborene Missbildungen von Fortunius Licetus aus dem Jahr 1665 mitgebracht und stellte fest, dass keines der darin gezeigten »Monster« auch nur entfernt dem Kind glich, das da vor ihm lag.

Der Kopf war erschreckend groß und unförmig, und das lange schwarze Haar verlieh dem Kind ein wahrhaft teuflisches Aussehen. Keiner der Anwesenden hatte je zu-vor eine so ausgeprägte Missbildung gesehen. Die Ohrmuscheln des Kindes hatten, wie sich zeigte, keine Knorpel. Die Oberlippe war beiderseits gespalten wie bei einem Kaninchen, und im Oberkiefer war ein einzelner Schneidezahn sichtbar. Einer der Ärzte meinte, die Hände des Kindes glichen denen eines Affen, und sie hatten nur an zwei Fingern jeder Hand Nägel. Die Unterarme fehlten vollständig, sodass die Hände wie Flossen an den Oberarmen baumelten.

François Deboze drehte die Leiche vorsichtig um, strich mit den Fingern den Rücken entlang und stellte fest, dass die Wirbelsäule sich normal anfühlte. Ober- und Unterschenkel fehlten jedoch gänzlich; die Füße waren unmittelbar mit dem Rumpf verbunden.

Deboze nahm sich als Erstes den Kopf vor. Das Gehirn trieb in Serum, es lag also ein Wasserkopf vor. Daraufhin öffnete er den Brustraum. Die Verdauungsorgane sahen normal aus, Speiseröhre und Magen waren gut durchgängig. Als er den Bauch aufschnitt, quoll ihm eine große Menge Blut entgegen. Keiner der Zuschauer trat beiseite, weil jeder fürchtete, ihm könnte sonst ein wichtiges Detail entgehen.

Nachdem Deboze sämtliche Bauchorgane entnommen und betrachtet hatte, füllte er Bauch- und Brusthöhle mit Baumwolle. Dann nähte er den Körper sorgfältig mit kleinen Stichen zu, um das monströse Kind in möglichst unversehrtem Zustand in dem schon bereitstehenden großen Gefäß mit Alkohol aufzubewahren und seiner Sammlung einzuverleiben.

Nach der Obduktion diskutierte man, ob das Kind mit seinen ausgeprägten Anomalien das Erwachsenenalter erreicht hätte, ob es imstande gewesen wäre, sich fortzubewegen und ob es sich hätte fortpflanzen können.

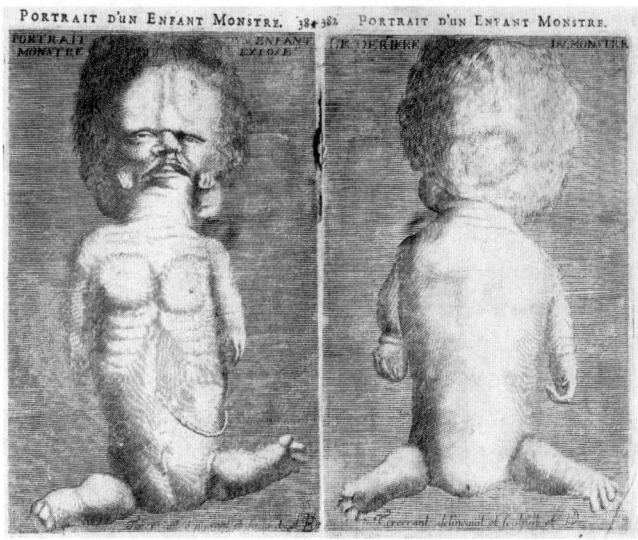

Das missgebildete Kind aus Lyon (aus: Deboze, 1672)

In den nächsten Tagen verfasste Deboze anhand seiner Notizen einen Artikel und begutachtete Probeabdrucke der zwei Stiche, die der Graveur inzwischen nach seinen Zeichnungen gefertigt hatte. Sie waren überaus eindrucksvoll.

Unter den Medizinern, die der Obduktion beigewohnt hatten, war Professor François Bouchard gewesen, der an der Medizinischen Fakultät der Universität Besançon lehrte. Als er Debozes Text gelesen und die Abbildungen betrachtet hatte, wandte er sich an den Verleger des übersetzten Werks von Scultetus. Er fragte, ob er von dem Artikel eine lateinische Zusammenfassung erstellen und die zwei Abbildungen verwenden dürfe. Er wollte das Ganze als Zuschrift in dem medizinischen Fachblatt *Mis-*

cellanea curiosa sive ephemeridum medico-physicarum Germanicarum Academiae Caesareo-Leopoldinae Naturae Curiosorum veröffentlichen, das zwei Jahre zuvor, 1670, erstmals erschienen war. Es bot ein Forum für Entdeckungen aller Art aus Medizin, Biologie, Botanik und Geologie, und man hatte darin bereits zahlreiche illustrierte Beschreibungen von angeborenen Fehlbildungen lesen können.

Im Jahr 2003 erkannte der englische Anatom Alan Bates in Bouchards lateinischer Darstellung einen Fall des Roberts-Syndroms. Der amerikanische plastische Chirurg John B. Roberts (1852–1924) hatte 1919 drei Kinder mit ausgesprochen schweren Missbildungen aus einer Familie beschrieben, in der die Eltern Cousin und Cousine waren. Die Kinder litten alle an Phokomelie (Robbengliedrigkeit) und wiesen beidseitige Lippenspalten auf. Die äußerst seltene Kombination von Fehlbildungen wurde nach dem Mediziner Roberts benannt, und das 1671 geborene Kind gilt als erster exakt beschriebener Fall.

Alan Bates publizierte seine Erkenntnis in der renommierten Fachzeitschrift *American Journal of Medical Genetics*. Dabei unterliefen ihm leider zwei Fehler. Zum einen glaubte er, Bouchard selbst habe das Kind entdeckt und obduziert (Debozes frühere Publikation war ihm offensichtlich nicht bekannt). Zum anderen schrieb er, das Kind sei in der niederländischen Stadt Leiden geboren worden. Dieser Irrtum rührt daher, dass in Bouchards lateinischem Artikel steht, das Kind sei in *Lugduni* zur Welt gekommen, was der lateinische Name sowohl von Leiden wie auch von Lyon ist. Leiden wird jedoch zumeist mit *Lugduni batavorum* übersetzt und Lyon lediglich mit

Lugduni – das hätte Bates durchaus herausbekommen können.

In jedem Fall ist es François Deboze zu verdanken, dass diese bemerkenswerte Geschichte publik wurde. Was mit der konservierten Leiche des kleinen Jungen geschah, ist leider nicht bekannt.

7 Hermentine ten Boom, die Frau mit dem toten Eierstockkind

Vorsichtig betastete der 35-jährige Wundarzt Abraham Cyprianus den Bauch der schwangeren Friesin. Dann sagte er zu ihr, das voll ausgetragene Kind sei tot und befinde sich außerhalb der Gebärmutter, wahrscheinlich im rechten Eileiter. Ohne Operation würde sie qualvoll sterben, daran ließ er keinen Zweifel, und nur wenn sie einer solchen zustimme, gebe es Hoffnung für sie.

Sie warf einen Blick auf die zwei Kinder, die schweigend neben ihrem Bett standen. Ein stechender Schmerz durchzuckte das Geschwür an ihrem Unterleib. Darunter, so hatte Cyprianus gesagt, sei etwas Hartes, Rundes fühlbar, vermutlich der Kopf des toten Kindes. Um sicher zu sein, durchstach er das Geschwür mit einem Stilett – es stieß tatsächlich auf Knochen, den Schädel des Ungeborenen.

Die 32-jährige Hermentine ten Boom, Ehefrau von Hendrik Lewis, einem Soldaten in der Kompanie Hauptmann Petersens, wog ihre Möglichkeiten ab. In ihrem desolaten Zustand konnte sie sich kaum noch bewegen, auch Essen war nicht mehr möglich, und sie fühlte sich dem Tod nahe. Daher sagte sie, sie wolle alles über sich ergehen lassen, notfalls auch eine große Operation, wenn es ihm nur gelänge, ihr Leben zu retten.

Ihr Arzt, Abraham Cyprianus, wurde zwischen 1655 und 1660 als Sohn des Allardus Cyprianus geboren, der als Wundarzt in der friesischen Stadt Leeuwaarden tätig war. Am 23. Juli 1680 hatte Abraham Cyprianus vor der

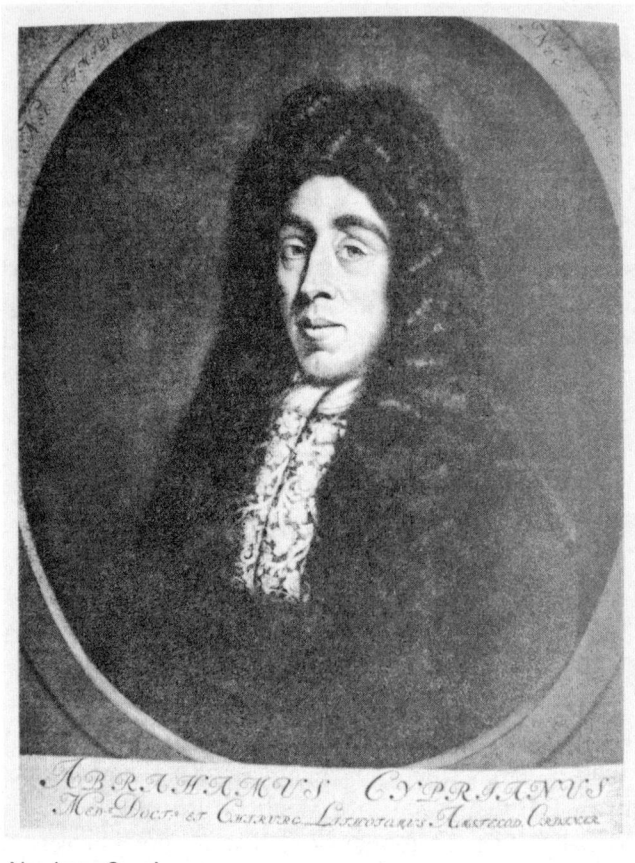

Abraham Cyprianus

Gilde der Wundärzte in Amsterdam seine »Meisterprü-
fung« abgelegt. Zusätzlich hatte er Heilkunde studiert
und am 22. November 1680 an der Universität Utrecht
mit einer Dissertation über Knochenfraß promoviert.
Danach praktizierte er in Amsterdam, wo er sich unter

anderem als versierter Steinschneider einen Namen machte. Binnen zwölf Jahren operierte er 1400 Steinkranke, und der bekannte Amsterdamer Anatom Frederik Ruysch bezeichnete ihn nicht zu Unrecht als *lithotomus expertissimus* (als äußerst kundigen Steinschneider). Zwischen 1693 und 1695 lehrte Cyprianus *medicina theoretica et chymica* an der Universität Franeker in Friesland. Er starb am 16. April 1718.

Am 17. Dezember 1694 wurde im Hause der ten Booms in Leeuwarden für die bevorstehende Operation ein Bett in die Zimmermitte gerückt, sodass Cyprianus und seine Helfer ungehindert um die Patientin herumgehen und interessierte Kollegen bei der Operation zusehen konnten. Eine Nachbarin wurde gebeten, Holzklötze zu bringen, auf die das Bett gestellt werden sollte. So konnte der hochgewachsene Arzt gut im Stehen operieren. Unter das Fußende ließ er etwas höhere Klötze legen, damit der Darm der Patientin nicht mit jedem Atemzug nach unten sank, was bei der Operation hinderlich wäre.

Die Klinge des silbernen Stiletts blitzte in der Wintersonne, die durchs Fenster fiel. Ohne die Patientin zu betäuben, stach Cyprianus damit in das Geschwür und öffnete dann mit einem ruhigen Schnitt den Bauch der Frau. Sie umklammerte fest die Hand der Nachbarin und stöhnte vor Schmerzen laut auf. Cyprianus schob Zeige- und Mittelfinger in die Wunde, um festzustellen, ob das tote Kind sich tatsächlich im stark gedehnten Eileiter befand. Dann führte er eine Zange ein. Als er den Schnitt nach unten verlängerte, stieß Hermentine einen markerschütternden Schrei aus.

Das tote Kind war nun deutlich zu sehen. Der Arzt vergrößerte die Öffnung, griff dann mit der linken Hand in

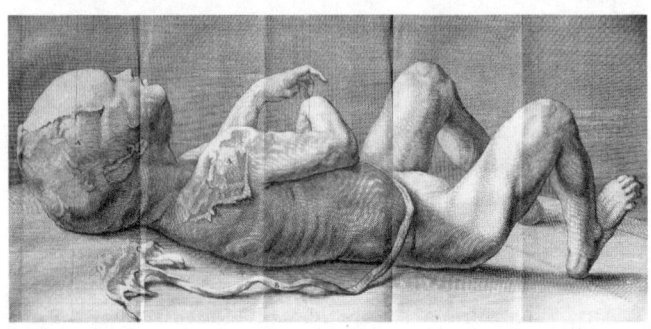

Hermentine ten Booms totes Kind (aus: Cyprianus, 1700)

den Bauch, schob den Darm zur Seite, packte mit beiden Händen den Kopf des Kindes und zog den schlaffen Körper heraus.

Nachdem er die Nabelschnur durchgeschnitten hatte, legte er das leblose Kind – es war ein Mädchen – in eine bereitstehende Wanne. Danach trennte er den schon in Auflösung begriffenen Mutterkuchen vom Eileiter, während sich Hermentine die Lippen blutig biss.

In dem aufgeschnittenen Eileiter bemerkte Cyprianus eine gelbliche flockige Flüssigkeit, das Fruchtwasser. Er bat seine Kollegen näher und zeigte ihnen den zu einem unförmigen Sack gedehnten Eileiter, aber auch die intakte Gebärmutter, den unversehrten linken Eileiter und dazugehörigen Eierstock. Wenn die Frau den Eingriff überlebe, meinte er, könne sie ohne Weiteres erneut schwanger werden.

Mit einem feuchten Schwamm säuberte er das Innere des Eileiters. Dann nahm er eine gebogene Nadel zur Hand, stach sie durch Haut, Bindegewebe, Bauchmuskeln und Bauchfell und zog einen doppelten, gewachsten Faden hindurch. Das Gleiche wiederholte er an drei weiteren Stellen. Danach legte er in sauberes Leinen gehüllte schmale Holztäfelchen darauf und verknotete die Fadenenden darum, sodass sich die Wundränder zusammenzogen. Ganz unten ließ er eine kleine Öffnung, damit die Wundflüssigkeit abfließen konnte.

Nachdem Cyprianus einen Verband angelegt hatte, besprach er mit dem Wundarzt Simonides die Nachsorge; da er selbst in Franeker Verpflichtungen hatte, sollte der Kollege sich in der nächsten Zeit täglich um die Patientin kümmern. Der Operation hatte auch Dr. Portius, der Leibarzt des Prinzen von Oranien, beigewohnt. Dieser war von Cyprianus' Leistung so beeindruckt, dass er anbot, jeden Tag bei der Frau vorbeizuschauen.

Den toten Fötus nahm Cyprianus mit nach Franeker, um ihn in einem großen Glasgefäß mit *liquor balsamicus* zu konservieren. Weil die spektakuläre Operation sich herumsprach, fanden sich bald zahlreiche Interessenten ein, die das tote Kind sehen wollten.

In den darauffolgenden Wochen versorgte der Arzt Simonides die Wunde, und Dr. Portius hielt Wort: Er kam täglich vorbei und brachte manchen übrig gebliebenen Leckerbissen aus der Hofküche mit.

Auch Cyprianus selbst sah noch mehrmals nach der Patientin. In den ersten Tagen nach der Operation sonderte die Wunde Flüssigkeit und Bindegewebsfasern ab, aber schon nach wenigen Wochen hatte sie sich komplett geschlossen. Am 17. März 1695 konnte Hermentine ten Boom ihre gewohnte Arbeit wiederaufnehmen. Im Januar 1696 wurde sie von einer gesunden Tochter entbunden, und 1697 brachte sie Zwillinge zur Welt. Cyprianus hatte also recht behalten.

Im Jahr 1700 beschrieb er den Fall und die von ihm durchgeführte Operation ausführlich. In der Einleitung zu seinem reich bebilderten und sorgsam editierten Werk *Epistola historiam exhibens foetus humani post XXI. menses ex uteri tuba, matre salva ac superstite excisi* merkte er kritisch an, viele Ärzte scheuten vor großen oder komplizierten Operationen zurück, weil sie um ihren Ruf fürchteten. Er distanzierte sich nachdrücklich von solch einer Haltung und argumentierte, den missglückten Operationen würden doch viele komplizierte Eingriffe gegenüberstehen, die gelängen und es möglich machten, dem Tod geweihte Patienten zu retten. Cyprianus' Motto lautete *Nec timide, nec temere*, was so viel bedeutet wie »weder furchtsam noch verwegen«. Dieses Motto passt durchaus zu ihm und seinem Vorgehen im Fall der Hermentine ten Boom. Er diagnostizierte nach eingehender körperlicher Untersuchung eine Schwangerschaft außerhalb der Gebärmutter und nahm die Operation mit Einverständnis von Hermentine vor. Manch anderer hätte sich diesen riskanten Eingriff nicht zugetraut, und die Frau hätte sterben müssen.

Cyprianus hebt in seinem Buch übrigens auch ausdrücklich den Mut der Hermentine ten Boom hervor. Wir können uns heutzutage kaum mehr vorstellen, was für ungeheuer schmerzhaften Eingriffen die Ärzte ihre verzweifelten Patienten aussetzten. Ohne Narkose oder Schmerzmittel amputierten sie Gliedmaßen, führten Steinschnitte und Trepanationen durch, nahmen von Krebs befallene Brüste ab und führten mitunter sogar Brust- und Bauchoperationen durch.

Cyprianus war nicht der Erste, der bei einer Frau eine Schnittentbindung vornahm. Am 12. November 1550 operierte der Wiener Stadtwundarzt Dirlewang die Frau des George Walezer namens Marguerite, die vier Jahre lang ein totes und mittlerweile versteinertes Kind außerhalb der Gebärmutter in sich getragen hatten. Auch sie überlebte den Eingriff.

Einen noch früheren Fall dieser Art dokumentierte der Schweizer Arzt, Anatom und Botaniker Caspar (Caspard) Bauhin anno 1591. Im Jahr 1500 war die Frau des Schweinekastrators Jacob Nufer aus Siegershausen mit ihrem ersten Kind schwanger. Als bei ihr die Wehen einsetzten, gelang es nicht, das Kind herauszupressen. Nicht weniger als 13 Hebammen und Steinschneider wurden um Rat gefragt, doch niemand konnte helfen. Jacob Nufer ertrug den Gedanken nicht, dass seine Frau sterben sollte. Er schnitt ihr den Bauch »nicht anders als bei einem Schwein« auf und konnte das Kind lebend herausholen. Er nähte die Wunde zu »auff die Weise, wie man alte Schuhe sticken pfleget«. Seine Frau überlebte den Eingriff und gebar in den Jahren darauf noch mehrere Kinder.

Abraham Cyprianus war ein Held. Ein mutiger, unerschrockener Chirurg, der überlegt und gelassen handelte – wie es sich gehört.

8 Der Kniff des Friedrich Trendelenburg

Die 39-jährige Ehefrau von Heinrich Sprung aus Creuznach verspürte schon seit Jahren einen unbestimmten Druck im Unterleib. Mit 32 hatte sie ihr erstes Kind zur Welt gebracht, 20 Monate später das zweite. Seitdem war ihre Menstruation regelmäßig und normal gewesen.

Der Gynäkologe Joseph Kocks betastete den Bauch der Frau und untersuchte sie dann innerlich mit einem Entenschnabelspekulum. Stirnrunzelnd stellte er fest, dass sich am Muttermund ein tiefer Krater mit wucherndem neuem Gewebe befand. Weder in den Leisten noch am Bauch fielen ihm geschwollene Lymphknoten auf, die Gebärmutter war jedoch auffällig vergrößert. Er vermutete, die Frau leide an Krebs, und beschloss, die Gebärmutter operativ zu entfernen. Es war damals unüblich, dies mittels einer Bauchoperation zu tun, weil viele Frauen einen so gravierenden Eingriff nicht überlebten. Kocks wollte es aber dennoch wagen.

Am 28. April 1876 war es so weit. Der Operationssaal war gut beheizt, zwei Krankenschwestern hatten die Patientin auf einen hohen Operationstisch gebettet. Kocks trug ihnen auf, mehrere Kissen unter den Rücken und vor allem das Becken der Frau zu schieben, sodass ihr Kopf um etwa 40 Grad tiefer zu liegen kam als die Beine. Dieses Vorgehen, mit dem er bereits gute Erfahrungen gemacht hatte, schien ihm angebracht, weil der Darm dann ein Stück vom Unterleib in Richtung Zwerchfell glitt. So kam er problemlos an die Gebärmutter heran.

Die Operation verlief nach Plan, und bei der Nachuntersuchung einen Monat später stellte der Arzt fest, dass die Wunde gut heilte. Noch im gleichen Jahr dokumentierte er die Krankengeschichte in der medizinischen Fachzeitschrift *Archiv für Gynäkologie;* seinen Artikel überschrieb er mit »Ueber die Totalexstirpation des Uterus«.

Sechs Jahre später trat der damals 38-jährige Chirurg Friedrich Trendelenburg eine Stellung an der Universitätsklinik von Bonn an. Kurz darauf operierte er eine Frau mit einer Fistel zwischen Harnblase und Vagina. Er ließ sie dazu genauso lagern, wie Kocks es bei seinen Ge-

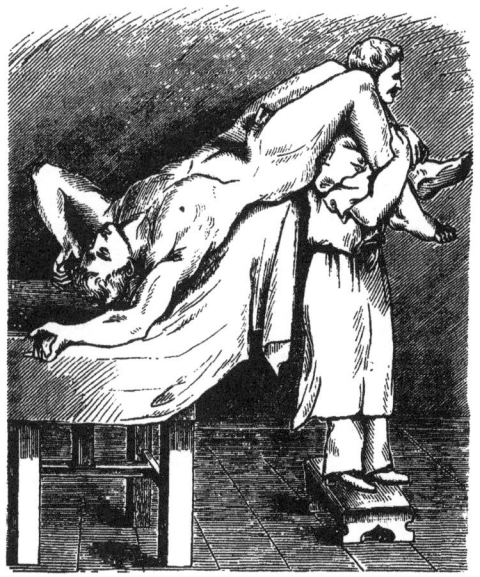

Die klassische Beckenhochlagerung nach Friedrich Trendelenburg (aus: W. Meyer, 1914)

bärmutteroperationen getan hatte. Er ließ jedoch keine
Kissen unterschieben, sondern einen kräftigen Helfer die
über seine Schultern gelegten Unterschenkel der Frau
halten.

Trendelenburg operierte schnell und geschickt, und
sein Assistent Willy Meyer war von diesem Vorgehen
sehr angetan. 1884 wanderte der junge Arzt Meyer nach
Amerika aus, wo er die Operationslagerung zu Ehren seines bewunderten Ausbilders als »Trendelenburg's posture« propagierte. Schon bald las man die Bezeichnung
und Wendungen wie »placing the patient in Trendelenburg« in amerikanischen Fachzeitschriften – der Name
setzte sich durch.

1914 verfasste Meyer einen ausführlichen Artikel darüber, den er mit »Der Siegeszug der Beckenhochlagerung« überschrieb. Später konstruierte er einen Ope-

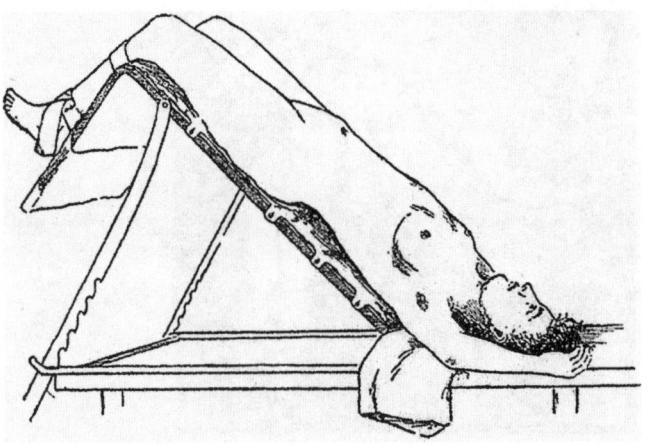

Beckenhochlagerung nach Trendelenburg auf einem speziellen
Operationstisch (aus: Hewitt & Sheild, 1896)

rationstisch, auf dem Patienten in eben dieser Haltung gelagert werden konnten, ohne dass man einen Helfer als »Stütze« bemühen musste.

Den Begriff »Trendelenburg-Lagerung« kennt seitdem jeder Arzt, und die OP-Schwestern und -Pfleger wissen, was zu tun ist, wenn es heißt »Bitte den Patienten nach Trendelenburg lagern«. Aber ist das auch korrekt? Schließlich war es nicht Trendelenburg, der diese Art von Lagerung bei Unterleibsoperationen erstmals anwendete, sondern der Gynäkologe Joseph Kocks, und zwar bereits sechs Jahre zuvor. Und Wilhelm Alexander Freund, ebenfalls Gynäkologe, erwähnte die Lagerung schon am 9. April 1877 in einem Vortrag bei der Gesellschaft für Geburtshilfe und Gynäkologie in Berlin.

Außerdem liegt die Patientin bei der »klassischen« Beckenhochlagerung nach Trendelenburg so, dass der Körper einen Winkel von 45 Grad zur Unterlage bildet. Dabei hängen die Beine über die Schultern eines Helfers, der sie festhält, oder aber über die Stütze eines speziellen Ope-

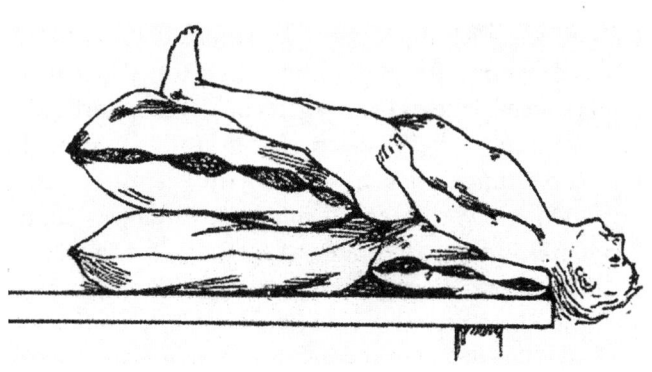

Die »semi-inverted posture« (aus: Hewitt & Sheild, 1896)

rationstischs, wo sie fixiert werden. Diese Lagerung ist heute kaum noch üblich, schon gar nicht, wenn der Patient »nach Trendelenburg« gelagert wird. Dem Anästhesisten Frederik Hewitt und dem Chirurgen A. Marmaduke Sheild war dies schon 1896 klar: Sie unterschieden zwischen einer »semi-inverted posture« und der echten »Trendelenburg posture«.

Es gibt die verschiedensten Gründe, weshalb man Patienten so lagert, dass der Kopf tiefer zu liegen kommt als die Beine. Beispielsweise um Katheter in Venen der Schlüsselbein- oder Halsgegend einzusetzen, bei bedrohlich niedrigem Blutdruck, damit ausreichend Blut zum Gehirn gelangt, bei verschiedenen Tests, wie sich das Blut im Körper verteilt, und so weiter. Wenn es dann heißt, der Patient werde »nach Trendelenburg gelagert«, stimmt das nicht, sondern es handelt sich um die von Hewitt und Sheild erstmals erwähnte »semi-inverted posture«. Der Begriff »Trendelenburg-Lagerung« ist also eigentlich Geschichte und sollte korrekterweise nicht mehr verwendet werden.

Es wäre außerdem zu viel der Ehre, sowohl für Trendelenburg wie auch für Kocks. Wer bereits die Geschichte der Hermentine ten Boom mit ihrem toten Eierstockkind (Kapitel 7 dieses Buchs) gelesen hat, dem dürfte klar sein, dass nicht diese beiden Herren in dieser Hinsicht das Rad erfunden haben, sondern Abraham Cyprianus fast 200 Jahre vor ihnen. Richtig wäre es daher, künftig die Bezeichnung »Cyprianus-Lagerung« zu benutzen und damit dem couragierten Arzt aus dem 17. Jahrhundert die Ehre zu erweisen, die ihm gebührt. Außerdem sind mit Trendelenburgs Namen schon so viele Begriffe verknüpft: Trendelenburg-Kanüle, Trendelenburg-Test auf angeborene Hüftluxation, Trendelenburg-Operation bei Lungenembolie beziehungsweise Krampfaderleiden, Brodie-Trendelenburg-Versuch und so weiter. Da kommt es auf einen mehr oder weniger nicht an. Er selbst hätte, denke ich, kein Problem damit. Schließlich bezeichnete er die nach ihm benannte Lagerung ganz bescheiden als »einen kleinen Kniff«, und es war nicht er selbst, sondern sein Bewunderer Willy Meyer, der die Sache groß herausgebracht hat.

9 Die schreckliche Kranken-
geschichte der Eva Rumpel

Die Geburt verlief problemlos: Vier Stunden nach der ersten Wehe kam ein gesunder Junge von fast neun Pfund zur Welt. Seine Mutter, die 23-jährige Eva Rumpel, war eine kräftig gebaute Frau mit brandroten Locken. Der kleine Sohn war ihr erstes Kind.

Am Abend fühlte sich die junge Mutter jedoch nicht gut. Ihr war heiß, und sie schwitzte so stark, dass ihr das Baumwollnachthemd an den Brüsten und am fleischigen Rücken klebte. Zähneklappernd und zitternd lag sie im Bett. Nach einer Weile bekam sie immer schlechter Luft.

Als es Nacht geworden war, kam etwa eine Stunde lang dunkelrotes Blut aus ihrer Vagina und sickerte durch das schweißnasse Laken in die Strohmatratze. Der Bauch war aufgetrieben, und bei jeder Berührung schrie die Frau vor Schmerzen laut auf. Ihr verzweifelter Mann holte schließlich eine ältere Nachbarin. Diese rief Evas Namen und rüttelte sie sanft an den Schultern. Benommen vom Fieber öffnete sie für einen Moment die blutunterlaufenen Augen und blickte die Nachbarin und ihren Ehemann an, als würde sie die beiden nicht erkennen. Dann bat sie mit schwacher Stimme um ein Glas Wasser. Die besorgte Nachbarin hielt die Lage für ernst und trug Evas Mann auf, einen Arzt zu holen.

Binnen einer Stunde war dieser vor Ort. In der stickigen Stube der einfachen Arbeiterwohnung der Familie Rumpel fühlte er der Kranken den Puls und zählte 135 Schläge pro Minute. Eva atmete schnell und keuchend.

Ihr Körper war mit kaltem Schweiß bedeckt, und sie verlor immer wieder das Bewusstsein. Plötzlich riss sie die Augen weit auf, umklammerte den Arm des Arztes und stammelte, dass sie bald vor ihrem Schöpfer stehen werde.

Der Arzt ließ die Patientin als Notfall in die »Kliniken des Julius-Hospitales zu Würzburg« einliefern. Dort nahm man einen Aderlass vor und verabreichte Einläufe. Dann wuschen die Schwestern die stark schwitzende Frau mit kaltem Wasser und führten mit sauberem warmem Wasser eine Scheidenspülung durch.

Tags darauf, am 10. Januar 1843, redete die Kranke nur noch wirr. Ihre Gliedmaßen waren eiskalt, die Haut war blau marmoriert und der Bauch stark geschwollen und steinhart. Schließlich verlor sie endgültig das Bewusstsein. Der Arzt ließ aus beiden Armen Blut abfließen, was jedoch nicht half. Kopfschüttelnd musste er sich eingestehen, dass es keine Hoffnung mehr gab, Eva Rumpels Leben zu retten. Er kannte das Krankheitsbild nur zu gut und wusste, dass es unweigerlich zum Tode führte. Er ließ einen Pfarrer kommen, der die letzte Ölung erteilte. Um halb fünf am Morgen, 36 Stunden nachdem die ersten Symptome aufgetreten waren, gab Eva ein letztes Röcheln von sich.

Noch am gleichen Vormittag begann man mit der Obduktion. Die Lunge der Verstorbenen war mit einem blutigen Schaum gefüllt, Leber und Milz waren aufgrund der Blutvergiftung vergrößert und angespannt. Das Bauchfell wies die typischen Anzeichen einer schweren Entzündung auf.

Mit kundiger Hand löste der Pathologe die schlaffe, von stark erweiterten Blutgefäßen durchzogene Gebärmutter von der Vagina und hob sie aus dem Bauch. Er

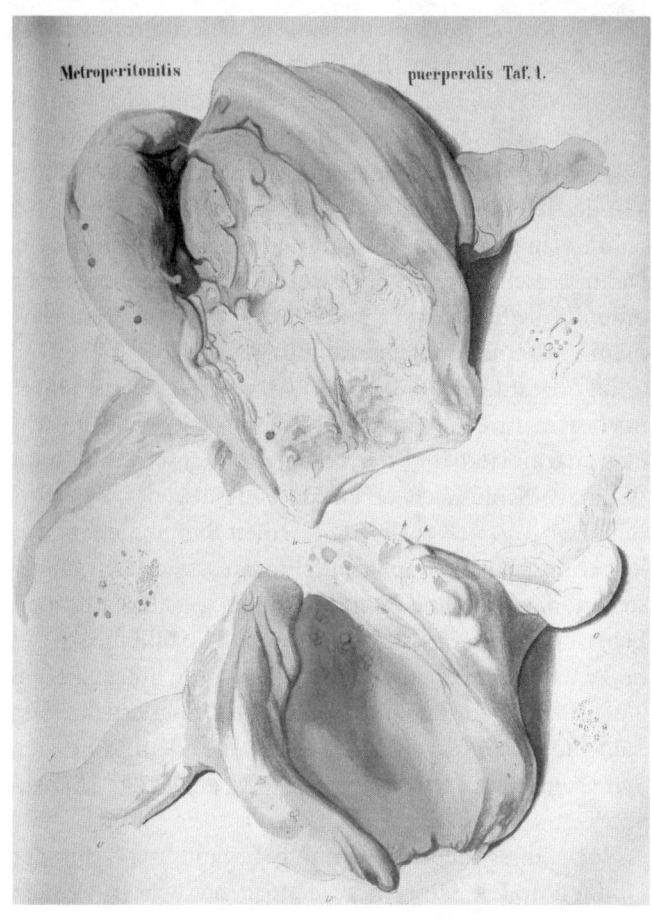

Gebärmütter von Frauen, die an den Folgen von Kindbettfieber starben (aus: Kluge, 1849)

legte das Organ auf ein Holzbrett und öffnete es mit
einem langen Schnitt. Nachdem dicker, mit Blut versetz-
ter Eiter abgeflossen war, stellte er fest, dass die Gebär-

mutterschleimhaut stark gerötet und teilweise in Auflösung begriffen war.

Der Pathologe säuberte seine blutigen Hände in einer Waschschüssel, trocknete sie mit einem schmuddeligen Handtuch ab und vermerkte »Endometritis septica« in seinen Bericht. Mit anderen Worten: Gebärmutterschleimhautentzündung durch Keime.

Eva Rumpel starb in Würzburg am sogenannten Kindbettfieber. Diese Infektionskrankheit trat zu jener Zeit relativ häufig auf, besonders bei Frauen, die in Kliniken entbanden. Den Grund dafür kannte man damals noch nicht. In der medizinischen Literatur sind zahlreiche Fälle beschrieben; der britische Geburtshelfer Robert Lee etwa dokumentierte im Jahr 1831 in seinem Artikel »Uterine inflammation in puerperal women« ausführlich die Krankengeschichten mehrerer Londoner Frauen. Darunter war auch jene der 42-jährigen Mrs. Laurens aus der Cumberland Street No. 5 im Stadtteil Westminster. Sie erkrankte zwei Tage nach der langwierigen und schweren Geburt ihres Kindes, das tot zur Welt kam und einen großen Wasserkopf aufwies. Sie verfiel in eine Starre, der Wochenfluss aus ihrer Gebärmutter hörte auf, und jede Berührung des Unterleibs schmerzte sie so sehr, dass sie aufschrie. Sie wurde in das Middlesex Hospital gebracht, wo ihr Zustand sich rasch verschlechterte. Nachdem sie eine große Menge grüner Flüssigkeit erbrochen hatte, verstarb sie ganz plötzlich – 60 Stunden nach der Entbindung.

Bei der Leichenöffnung fand sich bräunlicher Eiter in der Bauchhöhle, und der Pathologe stellte auch noch einen (immerhin gutartigen) Tumor in der stark angegriffenen Gebärmutterwand fest. Bei dieser bedauernswerten Frau kam tatsächlich viel Elend zusammen.

Therapien für Frauen mit Kindbettfieber gab es zu jener Zeit noch nicht; man musste sich darauf beschränken, ihnen die letzten Stunden ihres Lebens zu erleichtern.

Der bereits erwähnte Robert Lee schilderte in seinem Artikel auch den Fall der 25-jährigen Elizabeth McCreevey. Sie kam am 29. August 1829 in das British Lying-in Hospital (eine große Londoner Gebärklinik). Während der Niederkunft erbrach sie bei jeder Wehe eine kaffeebraune Flüssigkeit. Am Morgen nach der Geburt war sie ruhig, ihr Bauch fühlte sich weich an, und das Erbrechen hatte aufgehört. Aber um die Mittagszeit bekam sie Bauchschmerzen und steife Glieder und musste erneut brechen – all das machte ihr große Angst. Als dann auch noch ihr Bauch anschwoll und extrem berührungsempfindlich wurde, lag sie mit angezogenen Beinen stöhnend im Bett. Sie hatte einen Puls von 160, atmete schnell, und ihre Gliedmaßen wurden eiskalt. Man entnahm fast 400 Milliliter Blut mittels Aderlass und setzte ihr am Bauch Dutzende von Egeln an, die sich mit dem infizierten Blut vollsogen. Schließlich spritzte man ihr noch Quecksilberchlorid (Kalomel) und Opium, konnte aber nicht verhindern, dass sie am 1. September 1829 ihren letzten Atemzug tat. Bei der Obduktion stellte sich heraus, dass sie Entzündungen in Gebärmutter und Bauchhöhle hatte.

Bei manchen Frauen, wie etwa Eva Rumpel und Elizabeth McCreevey, dauerte das Krankenlager nur kurze Zeit, andere mussten länger und noch schlimmer leiden, bevor sie am Ende starben.

Im 18. und 19. Jahrhundert erlagen in Europa Zehntausende Frauen nach der Entbindung dem gefürchteten

Kindbettfieber, dem die Ärzte machtlos gegenüberstanden.

Im Jahr 1840 kam der begabte junge Chemiker und Arzt Dr. Johann Joseph Scherer an die Universität Gießen zu Justus Liebig; ab 1842 lehrte er Organische Chemie an der dortigen Medizinischen Fakultät und spezialisierte sich auf Analysen von Blut und Urin von Kranken.

Am 11. Januar 1843 erhielt er vom Pathologen mehrere Röhrchen mit Blut, das er untersuchen sollte. Auf den Etiketten stand FRAU EVA RUMPEL, ENDOMETRITIS. 10-1-1843. BLUT AUS HERZ. Scherer führte die übliche Analyse durch, und dabei fiel ihm ein sehr hoher Milchsäuregehalt auf. Diesen Befund und seine Erkenntnisse dazu fanden Eingang in das Buch *Chemische und Mikroskopische Untersuchungen zur Pathologie, angestellt an den Kliniken des Julius-Hospitales zu Würzburg,* das noch im gleichen Jahr erschien.

Heutzutage würde man bei Eva Rumpel und Elizabeth McCreevey die Diagnose »fulminanter septischer Schock

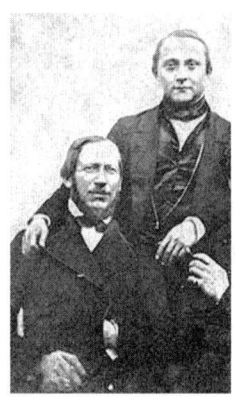

Johann Joseph Scherer (1814–1869)
(links) und Rudolf Virchow
(1821–1901) (rechts) im Jahr 1849

aufgrund einer Gebärmutterinfektion mit β-hämolytischer Lancefield-Gruppe A Streptokokken« stellen. Mittlerweile ist bekannt, dass diese Infektion so gut wie immer von dem Bakterium *Streptococcus pyogenus* hervorgerufen wird. Es wurde früher oft von Ärzten und Krankenschwestern übertragen, wenn diese sich beim Husten oder Niesen die Hand vorhielten und anschließend die Vagina einer Wöchnerin berührten. Hin und wieder kommen auch heute noch Fälle von Kindbettfieber vor. Im Jahr 1993 war eine 24-jährige Frau aus Nimwegen betroffen, 1997 drei Frauen in Utrecht, und 2008 infizierte eine Hebamme, deren Ehemann und Sohn Träger des gefährlichen Bakteriums waren, drei von ihr betreute Frauen. In den Niederlanden starben zwischen 1983 und 1993 insgesamt zehn Frauen an Kindbettfieber. Die Inzidenzrate wurde im Jahr 2004 mit 3,75 : 100 000 beziffert. Nach wie vor ist die Infektion hochgefährlich, und an ihr erkrankte Patientinnen werden grundsätzlich intensivmedizinisch behandelt.

Im Jahr 1843, als Eva Rumpel starb, war der Erreger des Kindbettfiebers noch nicht bekannt. 1847 fand der Arzt Ignaz Semmelweis (1818 – 1865) heraus, dass Mediziner unwissentlich das Kindbettfieber verursachten, wenn sie am Vormittag Leichen obduzierten und später, ohne sich zwischendurch die Hände zu waschen, bei Wöchnerinnen vaginale Untersuchungen vornahmen. 1879 identifizierte der französische Naturwissenschaftler Louis Pasteur (1822 – 1895) Streptokokken als Haupterreger des Kindbettfiebers, und dem Pathologen William Robert Smith gelang es 1888, aus dem Blut einer Frau das Bakterium *Streptococcus pyogenus* zu isolieren. Nachdem strengere Hygienevorschriften galten (und unter anderem routinemäßiges Händewaschen Pflicht wurde), ging die Sterberate an Kindbettfieber drastisch zurück.

Dank Scherer ist heute auch bekannt, dass ein hoher Gehalt an Milchsäure (Lactat) im Blut von Wöchnerinnen auf Kindbettfieber hindeutet. Eva Rumpel kommt die zweifelhafte Ehre zu, dass sie die Erste war, bei der man dies feststellte. Mir ist es wichtig, dass ihre Geschichte nicht völlig in Vergessenheit gerät. Deshalb habe ich zusammen mit drei Kollegen einen Artikel dazu in der angesehenen Zeitschrift *Intensive Care Medicine* veröffentlicht, der an den verdienstvollen Johann Joseph Scherer und an das Leiden und Sterben der jungen Eva Rumpel erinnern soll.

10 Der Penisverkürzer

Viele Männer haben eine verzerrte Vorstellung von den Proportionen ihres Glieds. Die meisten halten es für »zu kurz«, und manch einer wendet sich an einen plastischen Chirurgen, damit er einen Teil des Schafts aus dem Bauchfett »herausgräbt«. So werden ein paar Zentimeter Länge gewonnen. Die amerikanische Soziologin Janet Lever und ihre Kollegen schrieben in ihrem 2006 in der Zeitschrift *Psychology of Men & Masculinity* veröffentlichten Artikel »Does Size Matter? Men's and Women's Views on Penis Size across the Lifespan«, dass 46 Prozent der Männer gern einen längeren Penis hätten. Von den befragten Frauen hingegen wünschten sich lediglich 14 Prozent den Penis ihres Partners länger, und nur sechs Prozent fanden ihn definitiv zu klein. Frauen stört es also kaum, wenn ihr Partner einen »durchschnittlich langen« oder »etwas zu kurzen« Penis hat, ihnen geht es eher um die Dicke, damit der Penis beim Geschlechtsverkehr auch wirklich zu spüren ist.

Studien haben ergeben, dass die am häufigsten vorkommende Penislänge im erigierten Zustand zwölf bis 15 Zentimeter beträgt. Eine Vagina ist dagegen normalerweise um die zehn Zentimeter tief, wobei sie sich beim Verkehr und infolge der sexuellen Erregung ein Stück dehnen kann. Als ungewöhnlich lang gelten Penisse von über 17, 18 Zentimetern; damit sind jedoch nur rund drei Prozent der Männer ausgestattet. Misst ein erigierter Penis mehr als 20 Zentimeter, ist das sowohl für den Mann wie auch für die Frau beim Sex unangenehm: Ein

»überlanges« Glied kann bei der Frau Dyspareunie (Sexualschmerz) bewirken, weil es an den Muttermund stößt und Druck auf die Bänder ausübt, die den weiblichen Geschlechtsapparat halten. Die britische Ärztin Josie Butcher schrieb in einem Artikel über Dyspareunie im renommierten *British Medical Journal,* der Schmerz, den die Frau dabei empfinde, sei dem eines Mannes bei einem Tritt in die Hoden vergleichbar – insofern können sich wohl die meisten Männer eine Vorstellung davon machen. Zum Glück sind aber nicht viele derart »gut Gestückt«, dass das Problem ein Dauerthema unter betroffenen Frauen wäre.

Was aber ist zu tun, wenn das Glied wirklich übermäßig lang ist und der Frau deshalb Schmerzen verursacht? Eine zweckmäßige Lösung hat der berühmte deutsche Wundarzt Guilhelmus Fabricius Hildanus in der 61. Observation (oder Beobachtung) des Sechsten Hunderts seines umfangreichen Werks *Observationum et Curationum Chirurgicarum Centuriae*; *deß Weitberühmten Guilhelmi Fabricii Hildani Wund-Artzney* beschrieben, das von Friderich Greiffen aus dem Lateinischen in die »hoch Teutsche Sprach« übersetzt wurde. In jedem der sechs Teile (Centurien) finden sich 100 Fallberichte, ergänzt um eine Schilderung der gewählten Therapie und oft auch noch deren Ergebnis und langfristige Folgen; manche Berichte sind außerdem mit anschaulichen Holzschnitten illustriert.

Die 61. Observation im Sechsten Hundert beginnt wie folgt:

»Ein Junger vornehmer vom Adel / starck von Leib auch länger als viel andere / hat eine Jungfraw auß einem vornehmen Adelichen Geschlecht ein schönes gesundes

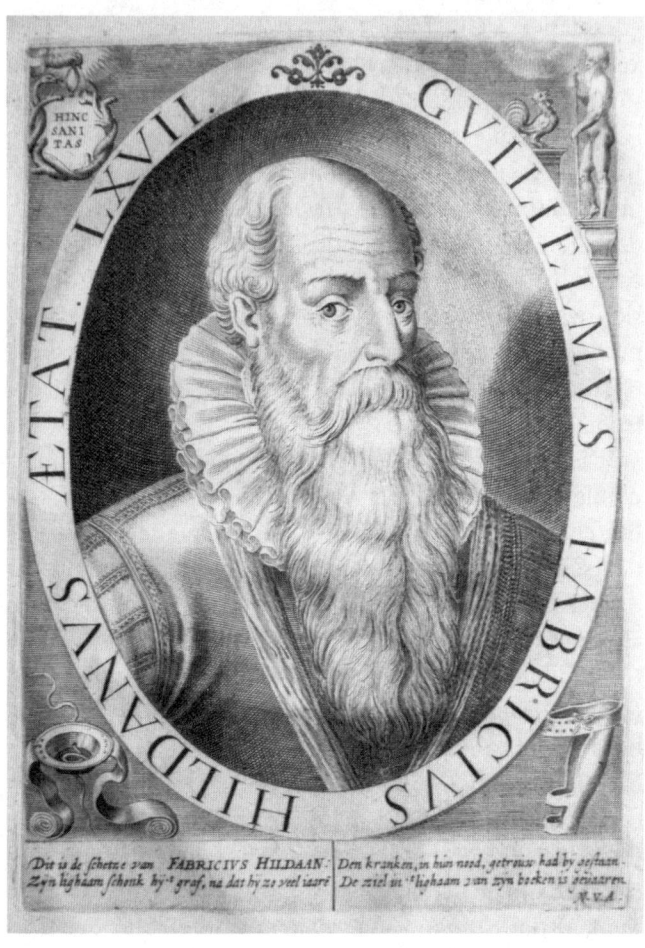

Guilhelmus Fabricius Hildanus (1560–1634)

Mensch von guter Leibs Beschaffenheit gefreyet / welche zwey Jahr lang nicht allein Unfruchtbar geblieben / sondern hat endlich ein böse Farb bekommen.«

94

Das erstgenannte Problem, die Unfruchtbarkeit, war auch früher nichts Ungewöhnliches, in Verbindung mit der »bösen Farb« (also gesundheitlichen Beschwerden) aber ein Grund zur Besorgnis. Die Mutter der Frau brachte ihre Tochter zu Hildanus nach Köln und schilderte, worin sie die Ursache dafür sah: »Als die Mutter als ein sehr Tugendhaffte fromme Hochverständige Fraw die Ursach dieses Dings mit Fleiß und eyffrig erforscht / hat sie geantwortet / daß sie wegen der grossen Länge deß Glids an ihrem Mañ grossen Schmerzen / nicht allein im Beyschlaff selbsten / sondern auch nach demselben empfinde und außstehe: So seyen auch ihre Geburts-Glider von solchem unzimlichen Beyschlaff verletzt. Die Mutter als sie auß dem Augenschein erkande / daß der Mutterhals ihrer Tochter schwierig / ist sich Aengsten gewesen / und hat ihre Tochter zu mir naher Cölln (wo ich dazumahl practicire) gebracht / im Jahr 1593. Ich werde Raths gefragt / und habe durch die Mutter / als gleichsam durch einen Dolmetschen alles verstanden.«

Hildanus nahm die Geschwüre in der Vagina der Frau in Augenschein und riet, sie »solle ein Zeitlang deß Ehelichen Wercks und der Gemeinschafft mit ihrem Mann müssig gehen. Unterdessen hab er den Leib gelind gereiniget.« Außerdem trug er der Mutter auf, regelmäßig eine Mischung aus diversen Substanzen »einzulegen«. Wie dies genau vor sich ging, ist dem Text nicht zu entnehmen. Jedenfalls half die Behandlung, allerdings tauchte dann der junge Ehemann auf und forderte seine Rechte ein; er sei »sein Weib zu besuchen naher Cöllen kommen / und den Beyschlaff mit ihr ernstlich haben wollen«. Aus verständlichen Gründen war die Frau darauf nicht sonderlich erpicht, ihr sei »Angst worden / weil ihr die vorigen Schmerzen die sie zur Zeit deß Beyschlafs leiden und außstehen müssen / noch tieff in Gemüte und Herzen lagen«.

Hildanus überlegte hin und her und fand eine raffinierte und dennoch einfache Lösung, die sowohl dem Mann wie auch der Frau entgegenkam. »Derowegen als ich nochmahlen umb Rath ersucht worden / hab ich den Rath ertheilt / daß das mannliche Glid solle vor dem Beyschlaff mit einem Instrument, gleichsam wie einem Schilt; Welcher hierunder abgemahlet / auß Pantoffelholz gemacht und mit Wollen überzogen verwahret werden / damit es im Beyschlaff nicht zu Tieff hineingehe. Es war aber der Schilt solcher Dicke / umb so viel wir vermeint oder abnehmen können / daß das mannliche Glid der proportz oder in vergleichung zu lang seye. In der mitte hatte er ein loch in der weite daß das Glid dardurch gehen können. Von aussen war er glatt und eben / von innen aber umb etwas außgehölt / wegen ... deß Schambeins Erhöhung.«

Der Mann war bereit, es auszuprobieren – mit verblüffendem Resultat: »... diese Erfindung ist so wol abgegangen / daß sie nicht allein ohne Schmerzen sondern auch mit grosser Wollust mit ihrem Mann zugehalten.« Die Frau fand also wieder Gefallen am ehelichen Beisammensein, und auch das zweite Problem wurde gelöst, die Unfruchtbarkeit: »Es hats auch der Außgang bezeugt. Dann ist sie nicht lang hernach Schwanger worden / und hat ein schöne Tochter gebohren / welche ich hernach / als ich im Jahr 1611 naher Cöllen verreyst / neben der Mutter und noch andern mehr Kindern die sie gebohren / gesehen.« Hildanus kommt zu folgendem Schluss: »Hierauß sehen wir dass gemeiniglich grosse Kranckhei-

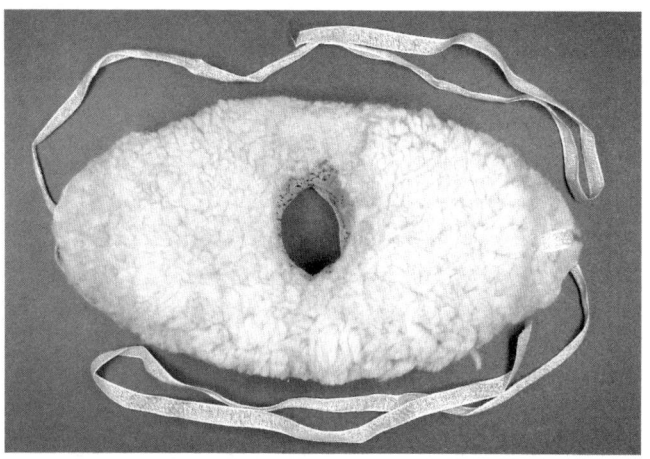

Nachbau des Penisverkürzers (gefertigt von Ditty van Duijn und dem Autor, 2007)

ten gleich im Anfang mit geringen Mitteln konden geheylet werden.« Ohne seine durchdachte Erfindung hätte es wohl schlecht für die junge Ehefrau ausgesehen, denn »auff solchen Schmerzhafften Beyschlaff wäre zweiffels ohn endlich ein stinckendes faules und unheylbahres Geschwär in dem Mutterhals erfolgt.«

Bleibt die Frage, ob »eine grosse Länge des Glids« aus dem 16. beziehungsweise 17. Jahrhundert auch heute als solche empfunden würde. Wenn man die Folgen für die Frau in dem von Hildanus aufgezeichneten Fall betrachtet, liegt dies durchaus nahe. In dem Werk *De nieuw hervormde anatomie ofte ontleding des menschen lichaams* des Amsterdamer Arztes Stephan Blankaart aus dem Jahr 1686 lesen wir im Kapitel über die männlichen Fortpflanzungsorgane, bei erwachsenen Männern sei der Penis zumeist eine Spanne lang, »aber jene, welche bestendig

der Venus huldigen, die haben keine kleinren Ruten.«
Das alte Längenmaß »Spanne« entspricht dem Abstand
zwischen der Daumen- und Kleinfingerspitze bei ge-
spreizter Hand, also etwa 17, 18 Zentimetern, was nach
heutigen Normen durchaus »stattlich« genannt werden
kann.

Damit Hildanus' Erfindung nicht ganz in Vergessenheit gerät, habe ich in der Fachzeitschrift *Archives of
Sexual Behavior* einen Artikel über den bemerkenswerten
Fall veröffentlicht. Zu meinem Erstaunen hat sowohl die
nationale wie auch die internationale Presse davon Notiz
genommen, und dem englischsprachigen Eintrag in der
Wikipedia (»Dyspareunia«) wurde ein Link zu dem Artikel angefügt. Der Rotterdamer Biologe Kees Moeliker
schrieb daraufhin einen Leserbrief an die Zeitschrift, in
dem er aus einem Text des persischen Philosophen und
Dichters Dschalal-ad-Din ar-Rumi (1207 – 1273) zitierte,
in dem ebenfalls ein Penisverkürzer beschrieben wird:

*Einst hat eine Magd
einen Esel gelehrt,
des Mannes Dienst zu tun.
Sie nahm einen Kürbis
und schnitt ihn zu,
auf dass er über das Glied passe
und es nicht zu tief dringe.
Das kunstreiche Ding
brachte ihr höchste Lust,
und sie erfreute sich seiner,
so oft sie nur konnte.
Ihre Herrin, geplagt von der Neugier,
blickte durch einen Spalt in der Tür,*

sah das mächtige Glied des Tiers
und die Lust ihrer Magd,
die unter ihm lag.

Die Herrin verfiel beim Anblick ihrer Dienstmagd mit dem Esel in so heftige Erregung, dass auch sie sogleich mit dem Tier verkehren wollte (»… ihre Scheide glühte und sang wie eine Nachtigall«). Sie schlug den Rat ihrer besorgten Dienstmagd, dem Esel den Kürbis über das geschwollene Glied zu ziehen, in den Wind und gab sich dem Tier »ungeschützt« hin. Was nicht gut für sie ausging:

Ihr Sinn stand nach mehr,
und das Tier stieß gehorsam
bis in ihre Eingeweide,
und ohne ein Wort verschied sie.

Was Rumi sagen will, ist klar: »Es tut nicht gut, den Laden zu eröffnen, bevor der Meister einen das Handwerk gelehrt hat«. Moeliker äußert in seinem Text übrigens, dass Hildanus sich möglicherweise von Rumis Gedicht hatte inspirieren lassen.

11 Das zweiköpfige Kind

Mit einem lauten Aufschrei warf die Nachbarin das neugeborene Kind ins Kaminfeuer und rannte dann kreischend aus dem Haus.

Hannai, der Kindsvater, zögerte keinen Augenblick: Er zog das Baby an einem Bein aus den Flammen, säuberte es und hielt es, die Hände unter seine Ärmchen gelegt, vor sich in die Höhe. Fassungslos betrachtete er seinen Sohn. Oberhalb des normal ausgebildeten Kopfes befand sich ein zweiter, umgekehrt und seitlich verschoben. Das Kind schrie aus Leibeskräften – mit dem unteren Kopf. Augen und Mund des oberen waren bewegungslos. Hannai hielt das Baby seiner Frau Nooki hin. Schweigend nahm sie es entgegen und drückte es an sich, dann wandte sie das Gesicht ab und schloss die Augen.

Der »zweiköpfige Junge« wurde im Mai 1783 geboren. Seine Eltern lebten in Mundul Gaut nahe der indischen Stadt Bardwan, wo Hannai den Lebensunterhalt seiner Familie mit Gemüseanbau bestritt und Hühner und Ziegen hielt. Außer dem zweiköpfigen Säugling hatten er und seine Frau drei gesunde Kinder.

Als die Eltern sich vom ersten Schrecken erholt hatten, beschlossen sie, das außergewöhnliche Kind liebevoll in die Familie aufzunehmen und großzuziehen, denn für sie haftete ihm etwas Göttliches an. Der Vater sah außerdem die Möglichkeit, Geld zu verdienen, indem er seinen Sohn öffentlich zur Schau stellte. Er reiste mit ihm nach Kalkutta, wo wahre Menschenmassen das missgebildete Kind bestaunten.

Unter den Schaulustigen war ein englischer Oberst namens Pierce, der in einem Brief ausführlich von seiner sensationellen Entdeckung berichtete. Adressat war der Naturforscher Joseph Banks (1743–1820), der seit 1778 Präsident der ehrwürdigen Royal Society of London war.

Die Nachricht von dem Kind erreichte auch Sir Everard Home. Dieser legte zusammen mit seinen Schwägern John und William Hunter gerade eine umfangreiche Sammlung anatomischer und pathologischer Präparate an, die zu einem großen Teil noch heute im Hunterian Museum in London zu sehen ist.

Als der kleine Junge aus Bengalen zwei Jahre alt war, schlug das Schicksal zu. Seine Mutter war kurz zum Wasserholen weggegangen, und als sie wiederkam, fand sie das Kind, das neben der Hütte gespielt hatte, leblos vor. Sie sah gerade noch, wie eine große *cobra de capello* (eine Hutschlange aus der Gattung der Kobras) davonkroch.

Als sie feststellte, dass ihr Sohn zwei kleine blutige Wunden aufwies, wusste sie, dass die Kobra ihn gebissen und ihm ihr tödliches Gift injiziert hatte. Wie alle Inder, die auf dem Land leben, kannte auch sie eine ganze Reihe Menschen, deren Kinder durch Schlangenbisse umgekommen waren. Am Abend begruben Nooki und ihr Mann die Leiche des zweiköpfigen Jungen am Ufer des Boopnorain-Flusses.

Der Grund und Boden, auf dem sie ihre Hütte gebaut hatten, gehörte zum Verwaltungsgebiet eines gewissen Mister Dent, einem Agenten der Britischen Ostindien-Kompanie in Tumloch. Bei eben diesem Mister Dent hielt sich damals Hauptmann Buchanan auf, und die beiden Männer sprachen auf der Veranda über das zweiköpfige Kind und dessen Tod. Buchanan war der Meinung, sein

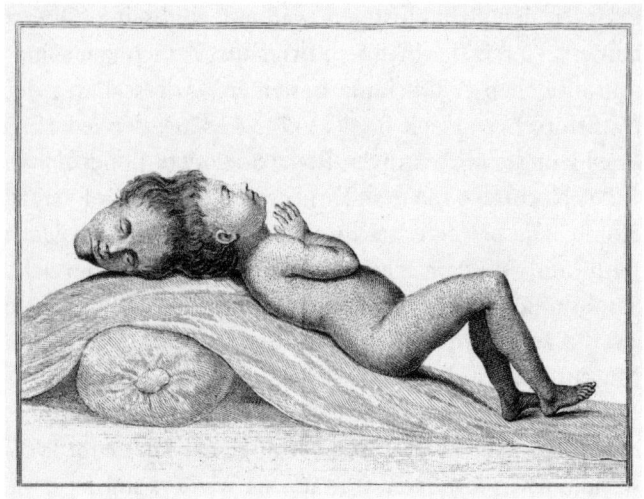

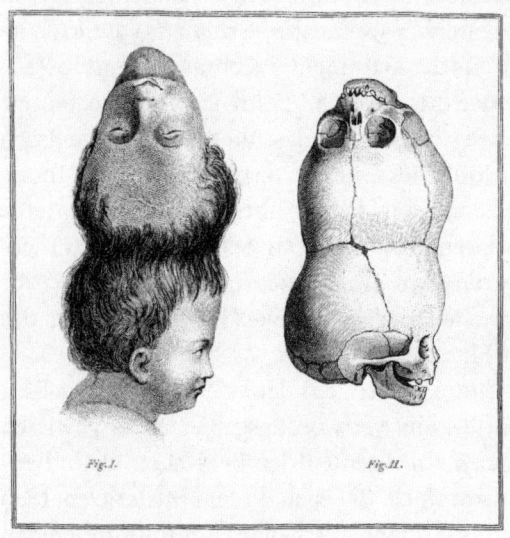

Das zweiköpfige Kind aus Bengalen (aus: E. Home, *Philoso-phical Transactions*, 1790)

Schädel wäre doch eine willkommene und sinnvolle Bereicherung für die wachsende Sammlung der Brüder Hunter und Everard Homes.

Wenige Tage später grub Dent mit einem europäischen Diener bei Nacht den bereits in Verwesung begriffenen Leichnam des zweiköpfigen Jungen aus und trennte mit einem scharfen Messer den Kopf vom Rumpf. Der enthauptete Körper wurde in aller Eile wieder begraben, und die Eltern erfuhren nie, dass man ihrem toten Sohn den Kopf geraubt hatte.

Zurück in London, übergab Buchanan seinem Freund Everard Home eine mit Kapok ausgepolsterte Holzkiste mit dem gesäuberten Doppelschädel. Home war sofort klar, dass er von dem Kind stammen musste, das Oberst Pierce in seinem Brief an Joseph Banks beschrieben hatte. Noch am gleichen Tag beschloss er, einen Artikel samt Abbildungen der Schädel in der Fachzeitschrift *Philosophical Transactions of the Royal Society* zu veröffentlichen.

Anhand der Schädel rekonstruierte der Arzt und Zeichner William Bell das Aussehen des Kindes und fertigte drei Zeichnungen an, die später als Kupferstiche umgesetzt wurden. Eines der Bilder zeigt den nackten Jungen in fast schon devoter Haltung: die Handflächen vor der Brust aneinandergelegt, die beiden Köpfe ruhen auf einer dicken Kissenrolle. Zweifellos hat Bell die Darstellung geschönt, denn im Haushalt der armen Eltern gab es mit Sicherheit kein solches Kissen. Im 17. und 18. Jahrhundert war es jedoch durchaus üblich, Kinder mit angeborenen Missbildungen auf einer ansprechenden Unterlage oder in dicke Kissen gebettet abzubilden. Der Junge wirkt auf dem Stich gesund und wohlgenährt, er hat rundliche Schenkel und Oberarme. Auch das dürfte Bells Fantasie zuzuschreiben sein und entsprach wohl nicht der Wirklichkeit.

Im Jahr 1798 lebte Dent wieder in England und traf sich mit Everard Home, dem er bei dieser Gelegenheit Zeichnungen vorlegte, die ein Porträtist namens Devis zu Lebzeiten des zweiköpfigen Jungen angefertigt hatte. Home entschloss sich, von den Zeichnungen Kupferstiche machen zu lassen und diese in den *Philosophical Transactions* zu publizieren, was noch im gleichen Jahr geschah.

Unklar ist, wie alt das Kind zum Zeitpunkt seines Todes war. Home zufolge hatte es 16 Gebisselemente in beiden Schädeln, es waren bereits Backenzähne durchgebrochen und Schneidezähne in beiden Kiefern sichtbar. Kinder mit so weit entwickelten Zähnen sind in der Regel um die 20 Monate alt. Ein etwa 28 Monate altes Kind hat sein vollständiges Milchgebiss, ein vierjähriges Kind ebenfalls. Es ist also davon auszugehen, dass der Junge bei seinem Tod ungefähr zwei Jahre alt war, und nicht vier, wie Home in seinem Artikel von 1798 schreibt.

Die wissenschaftliche Bezeichnung der Missbildung des bengalischen Kindes lautet *Craniopagus parasiticus* und ist eine sehr seltene Form von unvollständig entwickelten Siamesischen Zwillingen. Der vollständige Craniopagus kommt häufiger vor: In diesem Fall sind die Schädel eineiiger Zwillinge miteinander verwachsen. Beim unvollständigen Craniopagus stirbt eines der Babys in einem frühen Stadium und kann sich daher nicht komplett entwickeln. Bei dem Jungen aus Indien hatte sich nur der Kopf des Zwillings voll ausgebildet.

In jüngerer Zeit gab es vergleichbare Fälle von *Cranio-*

pagus parasiticus in der Weltpresse: Rebeca Martinez, geboren 10. Dezember 2003, gestorben 7. Februar 2004, Dominikanische Republik, und Manar Maged, geboren April 2004, gestorben 25. März 2006, Ägypten.

Im März 2008 habe ich mir, zusammen mit dem Biologen Kees Moeliker, die miteinander verwachsenen Schädel des bengalischen Kindes im Hunterian Museum in London angesehen. Vor der Vitrine wurde mir plötzlich die ganze Geschichte des armen Jungen bewusst: die Kobra, die Grabschändung, die Arroganz und Neugier wohlbestallter Wissenschaftler in der westlichen Welt, die bedauernswerten Eltern …

Als wir kurz darauf bei Starbucks in der Nähe des Hunterian Museum Kaffee tranken, kam mir ein Gedanke,

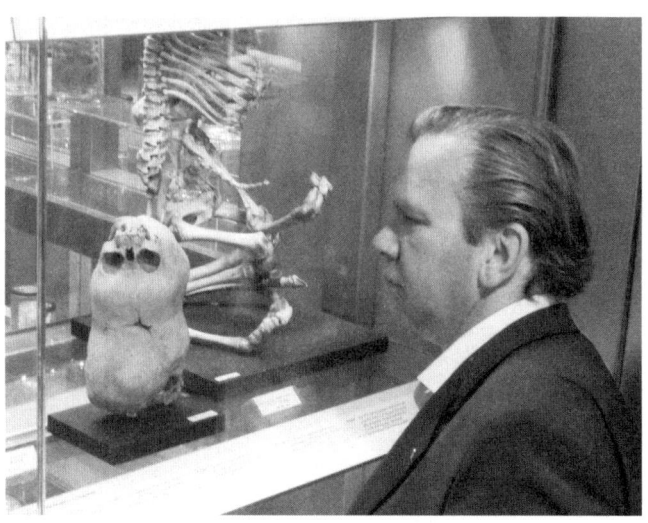

Der Autor vor den Schädeln des zweiköpfigen Kinds, Hunterian Museum, London, März 2008 (Foto: C.W. Moeliker)

der mich lange beschäftigte: Immer häufiger wird derzeit die Forderung laut, dass Museumsstücke – seien es Schädel, Knochen, Mumien oder andere Objekte – eigentlich in das Land gehörten, aus dem sie stammen, und dort in allen Ehren endgültig begraben werden sollten. In Gedanken sah ich den Doppelschädel des indischen Jungen vor mir, wie er nach über 200 Jahren wieder im sumpfigen Lehmboden am Ufer des Boopnorain-Flusses verschwindet.

12 Krötenspeichel auf Erdbeeren

Drei Stunden nachdem die 30-jährige Catharine Staber genüsslich eine Handvoll frischer Erdbeeren verspeist hatte, bekam sie heftige Leibschmerzen und Schwindelgefühle, außerdem sah sie unscharf und doppelt. Ihr Mann machte sich Sorgen und beschloss, einen Arzt hinzuziehen.

Catharine wurde zu dem Wundarzt Guilhelmus Fabricius Hildanus gebracht, der ihr zunächst ein Brechmittel verabreichte und anschließend »Herz- und Magenstärckende Sachen«. Am Tag danach fühlte die Patientin sich deutlich besser. Hildanus zufolge hatte bei der »ehrlichen Fraw« eine Vergiftung vorgelegen. Eine Schlange oder, was wahrscheinlicher war, eine Kröte habe auf die von ihr verzehrten Erdbeeren uriniert, gespuckt oder gehaucht: »Ich bin gänzlich der Meinung daß die Erdbeer von einer Schlangen oder Krotten seyen Vergifft worden. Dann Die Krotten / wie der grosse Paraeus[1] bezeuget / halten sich gern bey den Erdbeeren / und haben ihren Lust darbey. Daß aber ihr Gifft welchen sie durch den Harn / Speichel / und Athem von sich lassen / tödlich seye … weil dann nun diese Fraw die Rohe / das ist / ungewaschene … Erdbeer gessen / so ist gar gläublich und der Warheit ähnlich / es seyen dieselbe Erdbeer / wie gesagt mit dem Krotten Gifft beschmerst gewesen.«

Hildanus dokumentierte diesen bemerkenswerten

---

[1] Gemeint ist Ambroise Paré (ca. 1510–1590), ein berühmter französischer Wundarzt.

Krankheitsfall Anfang des 17. Jahrhunderts als 38. Observation im Fünften Hundert seines Werks *Observationum et Curationum Chirurgicarum Centuriae* unter der Überschrift »Wie auff das Erdbeeressen ein Todsgefahr erfolgt«.

Das Krankheitsbild entspricht jedoch nicht nur dem einer Vergiftung. Es könnte sich ebenso um eine Migräne gehandelt haben, für die es zahlreiche Auslöser gibt. Darunter befinden sich Nahrungsmittel und andere Substanzen, die Histamin und vasoaktive Amine enthalten. Auch Nitrit kann Migräne verursachen, ebenso Kaffee, Hartkäse, Rotwein, Hotdogs, Schokolade, Zitronen, Zwiebeln und Erdbeeren. Bei Catharine Staber wurde die Migräne durch eine Überempfindlichkeit gegen Erdbeeren ausgelöst, was nur selten vorkommt.

Mir schien der von Hildanus beschriebene Fall, in dem Migräne durch den Verzehr von Erdbeeren hervorgerufen wurde, so ungewöhnlich, dass ich in der Fachzeitschrift *Headache* einen Beitrag dazu veröffentlichte.

Sind der Urin, Speichel und Atem von Kröten also nicht so giftig, dass man davon krank werden kann? Lag der brillante Hildanus in diesem Fall etwa falsch? Ja und nein. Fest steht, dass Kröten, indem sie auf Essbares pinkeln, spucken oder atmen, keine Migräne oder vergleichbare Beschwerden hervorrufen, denn ihr Gift ist weder im Urin noch im Speichel oder Atem enthalten. Und die Diagnose »Migräne« gab es zu Beginn des 17. Jahrhunderts noch nicht, wohl aber Patienten, die darunter litten.

Vergiftungen mit Krötengift kommen immer wieder vor – mehrere tausend Fälle sind bekannt. In der Tageszeitung *Honolulu Star Bulletin* vom 18. April 1935 stand

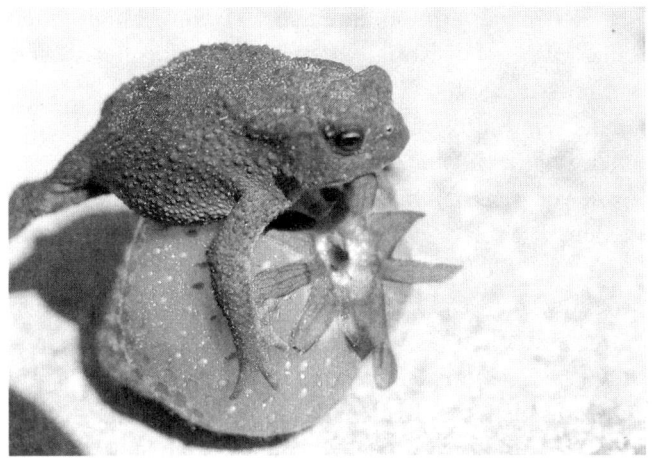
Erdkröte *(Bufo bufo)* auf Erdbeere (Foto: E. J. O. Kompanje)

ein Artikel mit der Überschrift »Family Eats Toad: 1 Dies of Poisoning; Child is Victim of Strange Food«. Der Vater hatte eine Kröte getötet, zerteilt und seiner Familie zum Essen vorgesetzt; das erwähnte Kind starb danach unter heftigen Krämpfen. 30 Jahre später, am 12. September 1965, meldete der *Miami Herald:* »North Dade Woman Poisoned After her Dog Bites Toad«. Der Hund hatte eine Kröte totgebissen und fiel daraufhin mit zuckenden Gliedern zu Boden. Die Frau nahm ihm die Kröte aus dem Maul, dabei gelangte deren Gift in eine kleine offene Wunde an ihrer Hand. Und in der am 5. Juni 1986 erschienenen Ausgabe des *New England Journal of Medicine* berichteten Michael Hitt und Dean Ettinger von einem kleinen Jungen, der sich eine Kröte in den Mund steckte. Kurz darauf lief ihm Speichel aus dem Mund, und er jammerte bei seiner Mutter, ihm sei nicht gut. Fünf

Minuten später erlitt er einen so schweren epileptischen Anfall, dass er als Notfall in eine Klinik eingeliefert werden musste.

Nicht immer kommt es durch Unachtsamkeit oder einen unglücklichen Zufall zu solchen Vergiftungen. Ein Team von amerikanischen Kardiologen berichtete 2003 in dem Fachblatt *Heart* von einem 40-jährigen Mann, der um sechs Uhr morgens (!) zu einem dubiosen Aphrodisiakum griff. Die Pillen, von denen er drei genommen hatte, enthielten Krötengift. Trotz intensiver Behandlung und Wiederbelebungsmaßnahmen starb der Mann. Aphrodisiaka, die Krötengift enthalten, werden unter dem Namen »Love Stone« verkauft – einen Stein brachte seine Liebestollheit dem Mann jedenfalls ein: einen Grabstein.

In der medizinischen Literatur sind noch Dutzende weiterer Fälle erwähnt, bei denen das Schlucken solcher Mittel tödlich endete.

Krötengift erzeugt ganz ähnliche Symptome wie Fingerhut *(Digitalis)* und Digoxin. Viele Fallberichte stammen aus asiatischen Ländern, wo man Kröten in traditionellen Heilmitteln und Aphrodisiaka verarbeitet. Manchmal werden sie dort aber auch gegessen. In einem vor Kurzem im *American Journal of Tropical Medicine and Hygiene* veröffentlichten Beitrag wurde der Fall des sechsjährigen Lao Loom beschrieben. Das Kind bekam »8 hours after sharing a grilled toad dish« heftige Bauchschmerzen und musste in eine Klinik gebracht werden. Es überlebte knapp, anders als ein neunjähriger Nachbarjunge, der zwölf Stunden nach der Mahlzeit aus gegrilltem Krötenfleisch sowie Kröteneiern starb. Sein zweijähriger Bruder kam mit schwerem Erbrechen und

Durchfall davon. Die 40-jährige Mutter der beiden Kinder und eine 18-jährige Schwester hatten lediglich von dem Fleisch, nicht aber von den Eiern gegessen; bei ihnen traten keinerlei Beschwerden auf.

Auch in Suppen sind Kröten und ihre Eier der Gesundheit nicht gerade förderlich. Dass nicht nur Hexen im Märchen aus Kröten Suppe kochen, belegt ein 1967 in der Zeitschrift *Toxicon* erschienener Artikel. Ein Jugendlicher hatte eine Suppe aus Gemüse und Kröteneiern, die er in einem Bach gesammelt hatte, zubereitet. Seine Familie ließ sich die Suppe schmecken, und was übrig blieb wurde an die Hühner und Schweine verfüttert. Die Mutter und die Schwestern des jungen Suppenkochs mussten sich heftig erbrechen, ihre Lippen und Finger verfärbten sich blau, sie starben kurz darauf. Auch die Schweine überlebten nicht.

1996 konnte man im *Western Journal of Medicine* von einer 25-jährigen Frau lesen. Sie starb, nachdem sie Tee getrunken hatte, der getrocknetes Krötengift enthielt. Und in der Zeitschrift *Forensic Science International* wurde 2009 über einen 24-jährigen Mann berichtet, der sich eigentlich Ecstasy spritzen wollte. Er erwischte versehentlich einen Krötengiftextrakt, der unmittelbar tödlich wirkte. Sein Freund hatte sich mit einer niedrigeren Dosis begnügt – er überlebte und konnte die Ärzte so über den fatalen Irrtum aufklären.

Eine weitere Möglichkeit, Krötengift aufzunehmen, ist »toad-licking« oder »toad-sucking« (das Lecken beziehungsweise Aufsaugen der Hautdrüsensekrete von Kröten), um Halluzinationen auszulösen. Thomas Lyttle publizierte 1993 im *International Journal of the Addictions* eine wissenschaftliche Studie zum Thema Krötenlecken.

Diese Art von Drogenkonsum ist zwar »natürlicher«, als Klebstoff zu schnüffeln, aber nicht minder gefährlich. In den USA ist das Krötenlecken obendrein strafbar: Auf der Homepage des Fernsehsenders KMBC-TV mit Sitz in Kansas City war am 13. November 2007 zu lesen, dass ein 21-Jähriger namens David Theiss verurteilt worden sei, weil er eine Coloradokröte abgeleckt habe, um high zu werden. Die Meldung schloss mit dem bemerkenswerten Satz: »The toad is in custody at a police crime lab«. In Los Angeles/Kalifornien wurde vor einigen Jahren ein Gesetz verabschiedet, das diese Praktiken verbietet.

Die Substanz, die manchen nicht nur Halluzinationen verschafft, sondern sie auch ins Jenseits befördert, heißt Bufotenin und wird in Drüsen seitlich am Kopf der Kröte gebildet. Insbesondere Kröten der Gattung Bufo (die sogenannten Echten Kröten) erzeugen diesen Stoff, der übrigens auch in verschiedenen Pilzen vorkommt. Entdeckt wurde er um 1915 von dem österreichischen Chemiker Hans Handovsky. Man stellte fest, dass Ratten, denen man Bufotenin injiziert hatte, rasch an Atemstillstand starben. Um die Wirkung auf Menschen zu untersuchen, verabreichten Howard D. Fabing und J. Robert Hawkins im Jahr 1955 Häftlingen im Ohio State Penitentiary Dosen bis zu 16 Milligramm, woraufhin deren Gesichter dunkelviolett anliefen. Bei manchen löste das Krötengift Halluzinationen aus, beispielsweise ein »pleasant Martine feeling, my body is taking charge of my mind«. Andere sahen kreisende violette Flecken am Boden oder violette Blitze durch die Luft zucken. Die Wirkung ähnelte der von LSD, wie die beiden Wissenschaftler feststellten. Sie veröffentlichten die Ergebnisse ihres Versuchs in der angesehenen Fachzeitschrift *Science*.

W. J. Turner und S. Merlis berichteten 1959 in dem Fachblatt *The Archives of Neurology and Psychiatry* über Patienten mit Schizophrenie, denen sie Bufotenin direkt in die Blutbahn injizierten. Auch diese bedauernswerten Opfer liefen binnen weniger Minuten »plum-coloured« an. Einer der Patienten erlitt sogar einen Herzstillstand und musste wiederbelebt werden. Als der Mann wieder bei Bewusstsein war, rief er, noch immer mit violett verfärbtem Gesicht: »Take that away. I don't like them.«

Mit alldem ist hinreichend belegt, dass Krötengift krank macht und mitunter tödlich wirkt. Allerdings nur, wenn man es in Pillen, Mahlzeiten oder Getränken verarbeitet zu sich nimmt, es aufleckt, wenn es zufällig in eine offene Wunde gerät oder in die Blutbahn injiziert wird. Mein großer Held Hildanus lag somit nicht richtig, denn dass Kröten auf Erdbeeren pinkeln, spucken oder hauchen, reicht nicht aus, um gesundheitliche Schäden zu verursachen.

13 Impotenz, »Geyle unkeusche Weiber« und nicht vorhandene Vaginen

Es gibt unzählige Gründe, weshalb Eheleute sich trennen: Untreue, Überdruss, Krankheit, psychische Störungen, Misshandlung, Verbrechen und so weiter. Auch in früheren Zeiten ließ man sich aus diesen Gründen scheiden. In seinem Buch *Untying the Knot, A Short History of Divorce* schrieb Roderick Phillips im Jahr 1991 zur Haltung der katholischen Kirche: Als akzeptabler Grund für eine Ehescheidung werde auch Impotenz betrachtet, diese sei jedoch kein Freibrief für die Ehefrau, sich anderweitig zu vergnügen. Vielmehr solle sie aus ihrem festen Glauben die Kraft ziehen, Versuchungen zu widerstehen. Damit hatten junge, fruchtbare Frauen einen guten Grund, ihren »geschwächten Mann« möglichst schnell loszuwerden.

Im Deutschland des 18. Jahrhunderts stimmte die protestantische Kirche der Auflösung einer Ehe zu, wenn einer der Partner Ehebruch beging, ständig abwesend war, sich seelisch grausam verhielt, an einer psychischen Störung litt, impotent war, eine unheilbare körperliche Krankheit hatte, verbannt wurde oder eine lange Haftstrafe verbüßen musste. Impotenz des Mannes wird als Grund in historischen Abhandlungen wie auch in Phillips' Buch relativ oft genannt, in der alten medizinischen Literatur dagegen nur selten. Wenn eine Scheidung aufgrund einer Krankheit angestrebt wurde, konsultierte man zwar des Öfteren Ärzte, die diese Fälle jedoch wohl nicht so wichtig nahmen, als dass sie darüber geschrieben hätten. Ihre Aufgabe war in erster Linie, herauszufinden, ob die Impotenz eine körperliche Ursache hatte, die sich behandeln ließ. Je nachdem, wie die Diagnose ausfiel, tat die Frau gut daran, sich nach einem anderen Mann umzusehen, oder es wurde eine Behandlung eingeleitet, um die Ehe zu retten.

Im Jahr 1630 wollten zwei Schweizer Frauen ihre Ehe wegen Impotenz ihrer Männer auflösen lassen. Die zuständige Behörde ordnete an, dass die Männer erst einmal ärztlich untersucht werden müssten. Dies geschah, und die Fälle wurden von dem Wundarzt Guilhelmus Fabricius Hildanus in der 59. Observation des Sechsten Hunderts seines Werks *Observationum et Curationum Chirurgicarum Centuriae* festgehalten. Schon die Überschrift ist vielsagend: »Von geschwächter Mannheit wegen Verstauchung deß Kopffs und der Lenden«.

Einer der beiden Herren, der 36-jährige Michael Jutzeler, wurde von seiner Frau beschuldigt »daß er kein Mann seye«. Kurzum: Er war impotent, und seine Ehefrau kam dadurch zu kurz. Hildanus untersuchte den Mann und stellte Folgendes fest: »Von aussen zwar haben wir im geringsten nichts funden / welches das Zuhalten mit der Frawen verhindern hätte können. Dann ob er schon auff der einen Seiten geschnitten war / haben wir doch das ander alles ganz natürlich befunden.« War Jutzeler womöglich ein Simulant? Wollte er nicht mehr mit seiner Frau schlafen? Hatte er eine Geliebte und vergeudete »Krafft und Saamen« anderweitig? Darauf angesprochen, verteidigte der Mann sich: »Er bekandte uns auch daß er gar öffe eine Reizung zum ehelichen Werck verspüre / aber er könne darumb das Mannliche Glid nicht auffrichten.« Er wusste auch den Grund dafür, das heißt, er konnte zumindest sagen, seit wann sich das so verhielt: »Als wir die Ursach solcher geschwächten Mannheit / und den Stand seines vorhergehenden Lebens fleissig erforschet / hat er uns erzehlt das er vor Ungefehr acht Jahren mit einem Stecken an den rechten Schlaff hefftig geschlagen worden / und hab über solchen Streich viel leiden müssen / er hab auch am rechten Ohr das Gehör verlohren; Seye auch der Harn wider seinen Willen ihme entgangen.« Hildanus und seine Kollegen erkannten das Schädel-Hirn-Trauma als Ursache für die Impotenz: »Worauß wir dann abgenommen / daß nach solchem Streich und Verstauchung deß Kopffs ein Materi wider die Natur hinabwarts geflossen / und habe die Nerven ja auch die Puls-Adern die zur Auffrichtung deß Mannlichen Glids dienen / angefüllt und Verstopfft.« Daher sahen sie einen legitimen Grund, die Auflösung der Ehe zu befürworten: »Als dieses vor dem Ehegericht erzehlt worden / hat man seine Fraw von ihme gescheiden.«

Heute ist bekannt, dass Schädel-Hirn- und Rückenmarkstraumata tatsächlich (teilweise) Impotenz sowie Erektionsstörungen zur Folge haben können. Und sicherlich gibt es auch heute noch Frauen, die sich von ihrem Partner aus Gründen einer so entstandenen »geschwächten Mannheit« scheiden lassen.

Eine Frau hatte im 17. Jahrhundert also das Recht, sich scheiden zu lassen, wenn ihr Gatte nicht in der Lage war, sie zu befriedigen oder Kinder mit ihr zu zeugen. Hildanus warnt in seiner Observation allerdings vor einem vorschnellen Urteil zu Ungunsten des betroffenen Mannes und rät Kollegen, die mit ähnlichen Fällen befasst sind: »… diejenige welche von ihren Geylen unkeuschen

Weibern wegen entzogener oder geschwächter Mannheit für das Ehegericht geladen werden / zu bezichtigen anbefohlen wird.« Manch eine Frau war so erpicht auf sexuelle Kontakte und so unersättlich, dass sie ihren Mann, der nicht immer so wollte wie sie, der Impotenz bezichtigte, um ihn loszuwerden. Eine Unvereinbarkeit sexueller Bedürfnisse wurde aber nicht als Grund für eine Ehescheidung anerkannt.

Etliche Männer konnten die drohende Scheidung nur mit knapper Not abwenden. So auch ein Patient des Arztes Craftius (Iohanni Iacobo Crafftio), der »zum Ehelichen Werck untüchtig« war und zur Untersuchung und Beurteilung zu Hildanus geschickt wurde. Der jung verheiratete Mann hatte Glück, denn Hildanus stellte ein körperliches Problem fest, dem leicht abzuhelfen war. Der Wundarzt geht in der 60. Observation des Sechsten Hunderts unter der Überschrift »Von der Untüchtigkeit zum Ehelichen Werck wegen Kürze und Härte deß Bands an der Aychel« darauf ein. Er unterrichtete auch seinen Kollegen Craftius über den Befund: »Bey dem jenigen Mann / den der Herr zu mir gesandt / ist kein Verzauberung befunden worden. Das er aber zum Ehelichen Werck untüchtig gewesen / das hab ich befunden daß es geschehe wegen des Bands am Mannlichen Glid. Dann dasselbig war so Kurz / Hart und Starck / daß ich dergleichen nie keines gesehen hab.« Wenn der Mann eine Erektion bekam, wurde die Eichel von dem sehr kurzen und verhärteten Vorhautbändchen nach unten gezogen, und er konnte weder seine Frau noch sich selbst angemessen befriedigen: »Derowegen wann sich das Mannliche Glid außgedähnt / und die Vorhaut abgezogen worden / wurde die Aychel (dessen ich selbst ein Augenscheinlicher Zeug bin) nahend gegen dem Ort zwischen der Scham und After zu Ruck gezogen. Auß diesem kan der Herr leicht schlissen und verstehen / warumb er auß solchem unordentlichen wider natürlichen Beyschlaf keinen Wollust empfinde.« Umso verwunderlicher war es, dass der junge Mann zu Beginn der Ehe sehr wohl zum Geschlechtsverkehr imstande war: »Begehrt der Herr die Ursach zu wissen / warum̃ er im Erste Beyschlaf mit seiner Hochzeiterin besser und füglicher den Samen von sich gelassen ...« Hildanus erklärte diesen Umstand damit, dass die Leidenschaft des jungen Paars, das nun endlich zusammensein konnte, das Problem vorübergehend in den Hintergrund treten ließ: »... so Antworte ich solches seye durch ein Einbildung geschehen / weil gewiß ist / daß eben diese Ursach der übelen Beschaffenheit / und der fehler an dem Band so wol im ersten als in dem letzten Beyschlaff zugegen gewesen. Aber in dem ersten Beyschlaff mit der neuen Braut war wegen häuffe deß Saamens und der Geister ein solche Begierd / oder vielmehr Mute zum Ehelichen Werck / dass auch das Gemüth und Verstand / wann er nicht umb etwas verruckt / doch so Geschäfftig hierüber war / daß er was wahr und nicht wahr / nicht recht voneinander unterscheiden köñen. Von derselben Zeit an aber auß stethen und zwar (wie er selbst bezeuget) sehr Mühesamen beyschlaff / nach dem die Geister zerstrewet / und die angebohrne Feuchtigkeit umb etwas erschöpfft / so kan das Gemüth / und Verstand / weil er im ehelichen Werck nicht mehr so eyfferig viel besser das wahre vom falschen unterscheiden.« Das Problem des jungen Ehemanns bestand darin, dass sein Vorhautbändchen (*frenulum preputii penis*) verhärtet und verkürzt war. Es verläuft an der Unterseite der Eichel zur Vorhaut hin und verhindert, dass sich die Vorhaut zu weit zurückzieht. Hildanus löste das Problem, indem er, wie es noch heute in solchen Fällen geschieht, das Vorhautbändchen durchtrennte. Es wäre ihm lieb gewesen, den jungen Mann noch eine Weile unter Beobachtung zu haben, »dann es wächst das abgelöst Band unverweilens wider an«, doch dieser musste abreisen (»Aber weil die geschäfften solches nicht zugeben / so hab ich ihn mit Arzneyen versehē / mit welchen er sich selbst Heylen wird.« Es könnte allerdings gut sein, dass nicht Geschäfte ihn riefen, sondern dass er – dank Hildanus von seiner lästigen Einschränkung befreit – die Leidenschaft in sich lodern fühlte und die Aussicht auf eine stürmische Liebesnacht ihn nach Hause lockte. Von Scheidung war jedenfalls nicht mehr die Rede.

Männer konnten sich ebenfalls von ihrer Ehefrau scheiden lassen, wenn diese nicht in der Lage war, ihnen Kinder zu gebären, aber auch, wenn der Bau ihrer Vagina keinen befriedigenden Geschlechtsverkehr zuließ. Solch ein Fall wurde 1848 in der Zeitschrift *The American Journal of Medical Sciences* beschrieben. Es ging um einen 26-jährigen Mann und eine 25-jährige Frau, die im Februar 1842 geheiratet und bis November 1844 zusammengelebt hatten. Dann wollte der Mann die Scheidung und nannte als Grund, seine Frau habe missgebildete Geschlechtsorgane. Anfangs hatte er noch geglaubt, es handele sich um ein vorübergehendes Problem. Er riet seiner Frau, viel zu reiten, weil er hoffte, dadurch werde ihre Vagina sich weiten. Bei einer körperlichen Untersuchung im Oktober 1844 kam aber heraus, dass wenig Hoffnung auf Besserung bestand, daraufhin reichte der Mann offiziell die Scheidung ein.

Am 5. April 1845 beauftragte der Richter die Doktoren Bird, Cape und Lever, die Frau noch einmal gründlich zu untersuchen. Die Ärzte kamen zu dem Schluss, dass sie nicht fortpflanzungsfähig sei, fanden aber keinen anatomischen Grund für die Tatsache, dass mit ihr kein Geschlechtsverkehr möglich war. Dr. Bird war bereits im Jahr davor von dem Ehemann gebeten worden, seine Frau zu untersuchen. Er hatte den Eindruck, dass ihre Vagina nicht aussah wie die einer erwachsenen Frau, sondern wie bei einem Mädchen vor der Pubertät. Die drei Ärzte fanden nun heraus, dass sie nur knapp zwei Zentimeter tief war. Um zu prüfen, ob dem Problem mit einer Operation abzuhelfen sei, nahmen sie eine weitere, noch eingehendere Untersuchung vor und stellten verwundert fest, dass die Patientin keine Gebärmutter hatte. Das ließ nur einen Schluss zu: Die Frau war dauerhaft und unwiderruflich unfähig zum Geschlechtsverkehr und zur Fortpflanzung. Dr. Lever und Dr. Cape meinten, die Vagina habe sich durch die eingehende Untersuchung ein wenig vertieft, und zwar auf knapp fünf Zentimeter; sie mussten aber eingestehen, dass der Koitus auch dann von »unvollkommener Qualität« sein würde, weil nur eine oberflächliche Penetration möglich wäre.

Der Fall kam zur Verhandlung. Die Tatsachen, dass die Frau ohne Gebärmutter unfruchtbar war und zudem eine sehr kurze Vagina hatte, wurden als Gründe für die Auflösung der Ehe vorgebracht. Der Anwalt der Frau hielt dagegen, es liege kein objektiver Beweis vor, dass sie nicht zum Geschlechtsverkehr in der Lage sei – das behaupte lediglich ihr Ehemann. Bewiesen sei allein die Unfruchtbarkeit, und diese, so der Anwalt, stelle keinen Scheidungsgrund dar. Außerdem sei die Vagina ja inzwischen etwas tiefer geworden, und niemand sei in der Lage, vorherzusagen, ob sich dies nicht mit der Zeit noch bessern könne. Richter Lushington bat um Bedenkzeit und meinte, er werde das Urteil am 7. Juni 1845 verkünden. »Die Frage ist vor allem«, sagte er, »ob die Dame zum Geschlechtsverkehr in der Lage ist oder nicht, und falls Letzteres derzeit zutrifft, ob diesem Zustand abzuhelfen ist.« Der Vollzug des Geschlechtsverkehrs sei, so der Richter, in einer jungen Ehe ein wesentlicher Aspekt, und der Koitus müsse normal und vollständig sein, nicht unvollständig oder nur teilweise möglich. Falls nur ein Beischlaf von so mäßiger Qualität möglich sei, dass man ihn kaum natürlich nennen könne, dann sei dies im juristischen Sinne kein Geschlechtsverkehr.

Der Richter forderte die Frau auf, den Beweis zu erbringen, dass ein normaler Geschlechtsverkehr mit ihr möglich sei. Er argumentierte, könne sie das nicht, dann erwecke der Geschlechtsakt Widerwillen und es könne zu Ehebruch kommen oder aber der Ehemann sähe sich gezwungen, eine widernatürliche Beziehung aufrechtzuerhalten.

Die Ärzte meinten nach reiflicher Überlegung, durch häufige Penetrationsversuche könne die Vagina eventuell noch etwas tiefer werden, doch damit seien für die Frau gesundheitliche Risiken verbunden. Das überzeugte den Richter, und er erklärte die Ehe »für null und nichtig«.

Eine Frau ohne Vagina hat wahrhaftig kein beneidenswertes Leben, und manche trifft es besonders hart. Etwa die 20-jährige ledige Frau, von deren Fall R. B. Coles und H. Makowska 1955 im *British Journal of Veneral Diseases* berichteten. Sie kam in die Praxis der beiden Ärzte, weil sie unter Ausfluss litt und beim Wasserlassen ein Brennen verspürte. Sie sagte, sie habe in den letzten sechs Monaten regelmäßig mit einem Soldaten geschlafen, der – wie sie dann erfuhr – wegen eines Trippers (Gonorrhoe) in Behandlung war. Die Untersuchung ergab, dass die Frau keine Gebärmutter hatte und statt einer Vagina eine kaum zwei Zentimeter tiefe Grube. In ihrem Schamhaar fand sich ein eitriges Sekret, aus dem das Bakterium *Neisseria gonorrhoeae*, der Erreger der Gonorrhoe, isoliert wurde. Zudem wurde eine Harnröhrenentzündung diagnostiziert. Nach einer Behandlung mit Antibiotika heilte die Infektion komplett aus.

In der medizinischen Literatur finden sich Dutzende Fälle von Frauen ohne Gebärmutter und Vagina. Sie litten sehr wahrscheinlich am Mayer-Rokitansky-Küster-Hauser-Syndrom. Diese Missbildung des weiblichen Genitals ist nach den Medizinern August Franz Joseph Karl Mayer (1787–1865), Carl Freiherr von Rokitansky (1804–1878), Herrmann Küster (1879–1964) und George André Hauser (1921–) benannt. Dabei werden im Embryonalstadium die Müllerschen Gänge nicht vollständig ausgebildet, was das Fehlen der Gebärmutter und diverse Fehlbildungen der Vagina zur Folge hat. In den meisten Fällen ist sie stark verkürzt, sodass der Geschlechtsverkehr schwierig oder unmöglich ist.

In den letzten 120 Jahren wurden verschiedene Möglichkeiten, eine künstliche Vagina anzulegen, beschrieben; die erste Operation dieser Art erfolgte Ende des 19. Jahrhunderts. Damals – im Jahr 1892 – transplantierte der russische Gynäkologe Sneguireff einen Teil des Rektums und formte daraus eine künstliche Vagina. Vergessen wird in den Berichten zum Thema oft der französische Chirurg Jean Zuléma Amussat (1796–1856). Er veröffentlichte bereits 1835 seine *Observations sur une opération de vagin artificiel pratiquée avec succès par un nouveau procédé*, einen Zeitschriftenartikel, in dem er die 1832 vorgenommene erfolgreiche Operation einer jungen Frau mit fehlender Vagina beschrieb. Auch ihre Vagina wurde aus einem Teil des Rektums geformt.

Die Ehe der jungen Frau, die von Richter Lushington geschieden wurde, hätte mit solch einer Operation eventuell gerettet werden können. Damals gab es jedoch keinen Chirurgen, der diesen Eingriff gewagt hätte, hier war der Franzose Jean Zuléma Amussat seiner Zeit weit voraus. Die meisten seiner Kollegen vermieden Unterleibs- und Darmoperationen wann immer möglich, weil das Risiko postoperativer Bauchfellentzündungen hoch war.

Heutzutage muss man sich nicht mehr scheiden lassen, weil kein Geschlechtsverkehr möglich ist, denn das Problem lässt sich lösen; fortpflanzungsfähig ist eine Frau ohne Gebärmutter nach dem Eingriff aber leider nicht.

14 Ein besonderer Fall von Idiotie

Das Earlswood Asylum for Idiots bei Redhill in der südenglischen Grafschaft Surrey, ein eindrucksvoller Gebäudekomplex mit roten Backsteinmauern und weißen Säulen am Eingang, wirkte beinahe unenglisch. Der junge Mann und seine rothaarige Frau stiegen die Treppe zum Haupteingang empor und traten ein. In der Halle wurden sie von einer etwa 50-jährigen Krankenschwester begrüßt, die ihnen das in eine graubraune Decke gewickelte Baby abnahm. Die Frau weinte und küsste ihren Sohn auf die breite Stirn, der Mann schaute wie unbeteiligt vor sich hin. Die Schwester nickte den beiden schweigend zu, dann trug sie das Kind in einen großen Saal und legte es in eines der vielen Gitterbettchen.

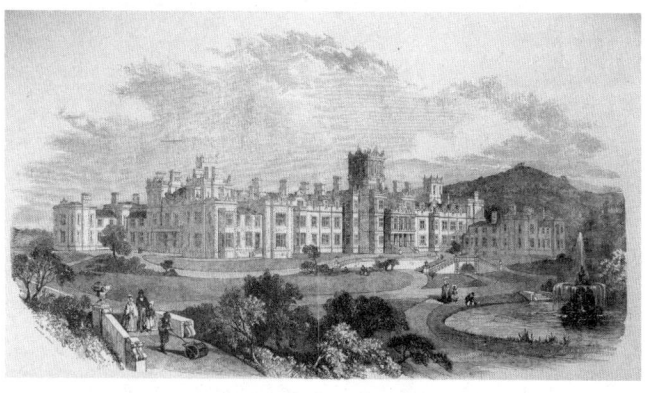

Das neue »Asylum for Idiots«, Earlswood Common, Redhill, Surrey (aus: *The Illustrated London News*, 11. März 1854, Seite 213)

Am anderen Ende des Raums war ein großer schlanker Mann mit weißblondem wirrem Haar und Backenbart damit beschäftigt, ein anderes Kind zu untersuchen. Als er bemerkte, dass die Schwester den neuen Pflegling gebracht hatte, der für jenen Tag angekündigt gewesen war, kam er an sein Bett. Er nahm die kräftigen Hände des Säuglings und betrachtete die Innenflächen.

Bei dem Neuzugang handelte es sich um ein Kind mit einer angeborenen geistigen Behinderung (damals Idiotie genannt), die dem Arzt nicht neu war. Sein Gesicht war flächig, die Kieferpartie rund und in der Breite gedehnt. Und wie der Arzt es kannte, liefen Falten quer über die Stirn – von der ständigen Anstrengung, die schräg stehenden Augen offenzuhalten. Die Lippen des Kindes waren dick, die Zunge ebenfalls, dazu rau und lang, die Nase schmal. Die Haut hatte einen fahlgelben Ton und wirkte schlaff, ganz so, als umhüllte sie einen zu kleinen Körper. »Wie üblich«, murmelte der Arzt vor sich hin.

Seit 1858 war er in der Anstalt tätig und hatte sich im Laufe der Jahre über diese Patienten, die ihm am Herzen lagen, ausgiebig Gedanken gemacht. Auf Anraten des Psychiaters und promovierten Juristen John Conolly (1794–1866) hatte er die englische Ausgabe des Werkes *Generis Humani Varietate Nativa* von Johann Friedrich Blumenbach erworben. Blumenbach, der als Begründer der modernen Anthropologie als wissenschaftlicher Disziplin gilt, teilte in der 1781 erschienenen zweiten Auflage seines Buchs die Menschen in fünf verschiedene Rassen ein. Später nannte er sie Varietäten: die kaukasische, mongolische oder mongoloide, äthiopische, amerikanische und malaiische. Sein Buch wurde von Thomas Bendyshe ins Englische übertragen; die Übersetzung erschien 1865 unter dem Titel *The Anthropological Treatises of Johann Friedrich Blumenbach* und wurde so einem größeren Leserkreis zugänglich. Auf der Grundlage von Blumenbachs Klassifizierung beschloss der 37-jährige Arzt John Langdon Haydon Down, die Idioten und Imbezillen[1] in seiner Anstalt entsprechend einzuteilen.

Er erkannte bei ihnen deutliche kaukasische, mongolische, äthiopische, amerikanische und malaiische Merkmale. Im Jahr 1866 publizierte er darüber einen dreiseitigen wissenschaftlichen Artikel mit dem Titel »Observations On an Ethnic Classification of Idiots«. Die meisten Idioten gehörten, so Down, zur kaukasischen Varietät, ferner gab es ein paar Imbezille mit Merkmalen der äthiopischen Rasse. Letztere hatten dicke Lippen, hervortretende Augen und ein fliehendes Kinn. Ihr Haar war kraus, jedoch nicht immer dunkel, ebenso wenig wie die Haut. Down meinte, es handele sich um weiße Neger. Auch Beispiele für die malaiische Spielart hatte er in der Anstalt ausgemacht. Am häufigsten kamen, neben Vertretern des kaukasischen Typus, Patienten vor, die der mongolischen Varietät zuzuordnen waren. Sie machten etwa zehn Prozent aller Idioten in der Anstalt aus. Down nahm die Zuordnung zu dieser Gruppe vor allem aufgrund von Form und Stand der Augen und Lider vor. Die mongolischen oder mongoloiden Idioten waren bereits von Geburt an behindert, nie durch

---

[1] Geistig behinderte Menschen wurden um 1900 von Dr. Henry Goddard nach ihrem mentalem Alter gruppiert (0 – 3 Jahre als Idioten und 3 – 7 Jahre als Imbezille). Darüber hinaus gibt es auch eine Einteilung nach Intelligenzquotient (IQ); er liegt für Idioten zwischen 0 und 25, für Imbezille zwischen 26 und 50. Die beiden alten Begriffe sind heute nicht mehr gebräuchlich.

einen späteren Unfall. Als Ursache nahm der Arzt an, dass beide Elternteile vor der Zeugung an Tuberkulose gelitten hatten. Betrachtete man das Aussehen dieser Patienten, so konnte man sich nur schwer vorstellen, dass die Eltern europäischer Abstammung waren. Die Behinderung äußerte sich jedoch immer ähnlich, sodass laut Down nur der Schluss möglich war, dass die scheinbar ethnischen Merkmale Ausdruck einer gravierenden Abweichung sein mussten. Die mongoloiden Idioten hatten, wie er feststellte, einen ausgeprägten Sinn für Humor. Sie konnten sprechen, und ihre Sprechfähigkeit ließ sich durch Übung verbessern. Im Sommer war es um ihre geistigen Fähigkeiten besser bestellt, im Winter hingegen schlechter.

Down arbeitete seine – aus heutiger Sicht – absurden Ideen über den Zusammenhang zwischen Tuberkulose-Erkrankungen von Eltern und Geistesschwäche bei Kindern noch weiter aus und veröffentlichte 1867 in der medizinischen Fachzeitschrift *The Lancet* einen Artikel mit dem Titel »On Idiocy and its Relations to Tuberculosis«. Die rassische Zuordnung kam bei seinen Kollegen nicht besonders gut an, sodass er sie wieder fallen ließ.

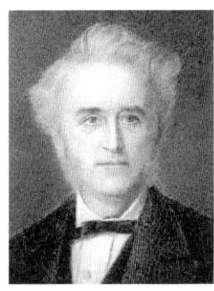

John Langdon Haydon Down

1887 publizierte er, ebenfalls in *The Lancet*, seine Studie »Mental Affections of Childhood and Youth«, in der von rassischer Degeneration nicht mehr die Rede war. Der von Down geprägte Begriff »mongoloide Idioten« hielt sich jedoch geraume Zeit. Lange nach seinem Tod am 7. Oktober 1896 waren unter Medizinern noch Bezeichnungen wie »Mongoloide«, »mongoloide Imbezille und Idioten« und »Mongolismus« gebräuchlich. Zusätzlich kamen andere Begriffe auf. Im Jahr 1919 sprach der niederländische Arzt W. M. van der Scheer in der *Nederlands Tijdschrift voor Geneeskunde* noch von »mongoloider Idiotie«, 1927 änderte er die Bezeichnung in einem deutschsprachigen Artikel in »mongoloide Missbildung«. Der erste Beitrag, der nach Downs eigener Publikation erschien, stammte von J. Fraser und A. Mitchell und war 1876 im *Journal of Mental Sciences* zu lesen; er hatte den Titel »Kalmuck Idiocy: Report of a Case with Autopsy with Notes on 62 Cases by A. Mitchell«. Die beiden Autoren kannten Downs Artikel offensichtlich nicht, zumindest führten sie ihn nicht an. Sie hatten, so heißt es, die Fachliteratur gründlich studiert und keine frühere Publikation zu dieser Form von Schwachsinn gefunden; dafür enthielt ihre Veröffentlichung erstmals ein Foto eines betroffenen Jungen. Der Name »Kalmuck Idiocy« ist eindeutig eine Variation auf »mongoloide Idiotie«, zumal die Kalmücken ein Volk in der Mongolei sind und dort die Region Kalmückien bewohnen. »Mongoloider Idiot« oder »kalmückischer Idiot« – es lief also auf dasselbe hinaus. Danach wurde eine Zeit lang der Name »Tatar« benutzt. Eine schönere und auch respektvollere Bezeichnung schlug G. E. Shuttleworth 1886 vor: Er sprach von einem »unfinished child« (unfertigen Kind), und

Thomson wandelte den Begriff 1907 in »illfinished« ab. Zwischen 1950 und 1960 erschienen zahlreiche Artikel von polnischen, ungarischen, russischen, tschechischen, japanischen und später auch deutschen Medizinern, die allesamt von »Down's disease«, »Langdon Down disease« oder »Down's syndrome« sprachen.

Schon 1932 vermutete der niederländische Augenarzt Petrus Johannes Waardenburg (1886–1979) in seinem Buch *The Human Eye and its Genetic Disorders*, die Ursache dafür könne eine Chromosomenveränderung sein. Es dauerte allerdings noch 27 Jahre, bis dies bestätigt wurde. 1959 publizierte der französische Genetiker Jérôme Lejeune (1927–1994) mit mehreren Kollegen den Artikel »Études des chromosomes somatiques de neuf enfants mongoliens«. Dort führten sie die Abweichung auf ein dreifach vorhandenes Chromosom zurück und legten damit den Grundstein für die Bezeichnung »Trisomie 21«.

Am 8. April 1961 erschien in *The Lancet* eine Zuschrift von 19 Autoren aus sieben verschiedenen Ländern, darunter auch Jérôme Lejeune und W. Langdon Down, des Enkels von John Langdown Down. Sie fanden die Bezeichnung »Mongolismus« diskriminierend für die Bewohner der Mongolei, daher solle sie nicht mehr verwendet werden. Als Alternativen schlugen sie »Langdown-Down-anomaly«, »Down's syndrome«, »Down's anomaly«, »Trisomy 21 anomaly« und »congential acromicria« vor. Bald darauf wurde in wissenschaftlichen Studien vom »Down's syndrome« gesprochen. Anfangs noch mit »mongolism« in Klammern dahinter, wobei sich der Begriff noch bis in die Siebzigerjahre des 20. Jahrhunderts hielt, sogar in hoch angesehenen Zeitschriften wie *Nature* und *New England Journal of Medicine*.

Weil Menschen mit dem Down-Syndrom bestimmte äußere Merkmale aufweisen, unter anderem leicht schräg stehende Augen, wie sie auch die Bewohner der Mongolei haben, hatte Down sie zunächst dieser Varietät zugeordnet. Dass dabei auch Verwirrung auftreten kann, führte B.P. Sarin 1960 in seinem unter dem Titel »Mongolism in Children of Mongolian Race« im *Burma Medical Journal* publizierten Artikel aus.

1965 wurde L.S. Penrose (einer der 19 Verfasser der Zuschrift vom 8. April 1961) während der 18. Generalversammlung der Weltgesundheitsorganisation (WHO) mit einem Preis für seinen Beitrag zum Verständnis »geistiger Subnormalität« ausgezeichnet. Allerdings verwendete der Präsident in seiner Ansprache noch immer die Bezeichnung »Mongolismus«. Damals war die Mongolische Volksrepublik bereits seit drei Jahren Mitglied der WHO und bat deren Generaldirektor, den Begriff künftig zu vermeiden. In Publikationen der WHO wurde er daraufhin nicht mehr benutzt.

In der *Nederlands Tijdschrift voor Geneeskunde* wurden Bezeichnungen, die auf die Mongolen Bezug nehmen, danach noch an die 30 Jahre verwendet. 1983 erschien dort der Artikel »Een mongooltje met een hartgebrek: welke uitkomsten biedt hartoperatie?« (über ein »Mongölchen« mit Herzfehler). Fünf Jahre später, 1988, publizierten drei Autoren (Professoren für Kinderchirurgie, Allgemeinmedizin beziehungsweise Medizinethik) einen Artikel über den Sinn medizinischer Behandlungen von Neugeborenen mit Down-Syndrom. An verschiedenen Stellen findet man auch darin noch die überholten Bezeichnungen.

Vor allem im 20. Jahrhundert wurden Menschen mit

Down-Syndrom als minderwertig angesehen. In dem erwähnten Artikel von 1988 in der *Nederlands Tijdschrift voor Geneeskunde* heißt es, solche Neugeborene nicht zu behandeln, sondern sterben zu lassen, sei ein Akt der Barmherzigkeit. Etwa zur gleichen Zeit äußerte ein niederländischer Professor für Pädiatrie, ein Mensch mit Down-Syndrom führe »ein elendes Dasein«.

Beim Betrachten alter Gemälde fällt auf, dass man längst nicht immer so dachte. Im Metropolitan Museum of Art in New York hängt ein Ölbild von 1515, das einem unbekannten Schüler von Jan Joest van Kalkar zugeschrieben wird. Es zeigt die Anbetung des Jesuskinds und einen Engel mit Gesichtszügen, wie sie für Kinder mit dem Down-Syndrom charakteristisch sind. Und das Gemälde *Lady Cockburn and her Three Eldest Sons* von Joshua Reynolds (1723 – 1792) in der Londoner National Gallery zeigt unverkennbar ein Kind mit Down-Syndrom. Insgesamt habe ich auf neun in Museen ausgestellten Bildern aus der Zeit vor 1800 Kinder mit Down-Syndrom gefunden. Dass sie durchaus hübsch anzusehen sind, beweist auch der Bildband *De Upside van Down* (2008 beim Verlag Het Spectrum erschienen) von Eva Snoijink. Die Fotografien vermitteln keinesfalls den Eindruck eines »elenden Daseins«, wie es der Kinderheilkundler 20 Jahre vorher ausdrückte.

15 Der gierige Admiral

Am 29. Oktober 1723 kurz vor Mitternacht schlug der 49-jährige Baron Jacob van Wassenaer an die Tür des Leidener Arztes Hermann Boerhaave. »Kommen Sie schnell, mein Bruder Jan Gerrit liegt im Sterben, womöglich ist er schon tot!« Ohne noch Fragen zu stellen, packte Boerhaave seine Arzttasche mit Instrumenten und Medikamenten und folgte dem Baron zum Landgut Rosenburgh bei Voorschoten. Er kannte den Admiral Jan Gerrit Baron van Wassenaer recht gut, weil dieser schon seit

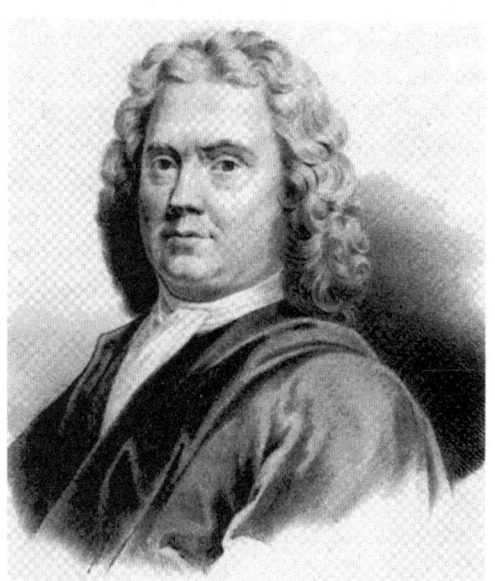

Hermann Boerhaave

Jahren wegen Gicht bei ihm in Behandlung war. Er selbst führte die Krankheit auf zu üppiges Essen, zu viel Wein und zu wenig Bewegung zurück. Sein Mageneingang, so sagte er, sei nach einer reichlichen Mahlzeit oft gereizt. Er nehme dann bestimmte Kräuter zu sich, die Erbrechen herbeiführten und ihm so Erleichterung verschafften.

In Rosenburgh angekommen, eilten die beiden Männer in das Schlafgemach des Kranken. Er saß im Schein der Lampe leicht vorbeugt und stöhnend im Bett; drei Diener stützten ihn. Jede Änderung der Haltung verursachte ihm offenbar schlimme Schmerzen. Boerhaave wunderte sich, denn er kannte den kräftigen, hochgewachsenen Mann nicht als wehleidig. Beschwerden aller Art ertrug der Seemann sonst immer klaglos, ganz anders als jetzt. Zu seiner Beruhigung sah Boerhaave, dass auch sein erfahrener Kollege Jan de Bye aus Den Haag anwesend war.

Boerhaave trat ans Bett des Patienten, um ihn zu begrüßen. Dieser streckte mühsam die Hand aus, und als er zu sprechen begann, verzog sich sein Gesicht vor Schmerz. Die Worte kamen nur stockend, als er seine Beschwerden schildern wollte, und schließlich musste er abbrechen. Dr. Francken, der Hauslehrer des damals 13-jährigen Sohns des Admirals, Jacob Jan, übernahm es, Boerhaave aufzuklären.

Der Hausherr hatte, erfuhr der Arzt, drei Tage vor seiner Erkrankung im Kreise von Freunden ausgiebig diniert. Am Mittag des 29. Oktober hatte er das letzte Mal Nahrung zu sich genommen, und zwar stark gewürzte Kalbssuppe, gekochten Weißkohl mit Hammelfleisch, Spinat, leicht geröstetes Kalbsbries, Brust und Schenkel von einer kleinen Ente, zwei Lerchen sowie etwas Apfelkompott mit Brot. Das Dessert hatte aus Birnen, Trauben und Pralinés bestanden, und als Getränke waren Bier und Moselwein gereicht worden. Nach der Mahlzeit hatte der Admiral sich noch wohlgefühlt und war mit seinem Sohn ausgeritten. Abends hatte er dann drei Gläser Heildistel-tee *(Carduus benedictus)* getrunken, wie so oft, wenn sein Magen ihm zu schaffen machte (denn der bittere Sud löste Erbrechen aus). Er hatte aber nur mit Mühe eine geringe Menge Flüssigkeit erbrochen und deshalb vier weitere Gläser von dem Tee zu sich genommen, ohne Erfolg. Später hatte er sich noch einmal Disteltee bringen lassen und dann plötzlich einen markerschütternden Schrei ausgestoßen. Den erschrocken herbeigeeilten Dienern sagte er, er habe das Gefühl, oben an seinem Magen sei etwas gerissen, und die Schmerzen seien furchtbar. Die Diener schlugen vor, einen Arzt zu holen, doch der Admiral meinte, dafür sei es bereits zu spät. Sie sollten ihm lieber auf die Knie helfen, damit er Gott um Beistand in seiner letzten Stunde anflehen könne. Nachdem dies unter viel Mühe geschehen war, hatten die Diener dem zitternden Mann ins Bett geholfen. Kalter Schweiß brach ihm aus, und sein Puls wurde schwach. Er ließ sich warme Wolldecken bringen und bat, man möge ihm Gesicht und Brust mit einem Kräutersud einreiben. Doch nichts half, die Schmerzen verschlimmerten sich nur weiter. Einer der Bediensteten holte schließlich Dr. de Bye, und der Bruder des Admirals machte sich auf den Weg nach Leiden, zu Boerhaave.

Der Patient hatte indessen noch etwa 100 Milliliter Olivenöl getrunken und den Finger in den Hals gesteckt, was aber nichts brachte. Daraufhin trank er weitere 50 Milliliter Öl, ebenfalls ohne Resultat. Ihm wurde nicht einmal übel davon, dafür wurden die Schmerzen unerträglich. Als er gerade 150 Milliliter warmes Joopenbier (aus Tannennadeln und -zweigen) zu sich nahm, kam Dr. de Bye aus Den Haag an. Er gab dem Kranken Gerstenwasser zu trinken, das die Schmerzen lindern sollte, und ordnete an, ihm die Brust sanft mit Maisbrei und Milch einzureiben.

Nachdem Boerhaave dies alles von Dr. Francken gehört hatte, wollte er den Admiral selbst untersuchen. Für die schlimmen Schmerzen im oberen Magenbereich fand er keine Erklärung, und auch äußerlich war nichts Auffälliges zu erkennen. Die Hautfarbe war gesund, die Schleimhäute feucht, nirgends ließen sich Schwellungen ertasten, es war kein ungewöhnlicher Geruch wahrzunehmen, die Körpertemperatur war normal, die Atmung ruhig und der Bauch nicht druckempfindlich. Auch das wenige Erbrochene sah unauffällig aus. Die Erkrankung musste also damit zusammenhängen, dass wirklich beim Erbrechen oben am Magen etwas gerissen war, wie der Kranke gesagt hatte.

Nach einer Weile strahlten die Schmerzen auch seitlich und zum Rücken hin aus, sodass dem Mann, der sonst immer hart im Nehmen gewesen war, die Tränen in die Augen traten. Verzweifelt beratschlagten die beiden Ärzte, wie ihm zu helfen sei. Sie bereiteten einen Trank aus Wildem Mohn, Königskerze, Schwarzwurzel, Zuckerwurz *(Sium sisarum)*, Gerstenkörnern und Weißem Mohn in mit Eibischsirup versetztem Wasser. Doch auch dieser brachte keine Besserung. Schließlich waren Boerhaave und de Bye mit ihrem Latein am Ende. Sie nahmen noch einen Aderlass vor und verabreichten dem Patienten einen Einlauf mit Salz und Eibischsirup, woraufhin der Darminhalt abging, der – so Boerhaave – »wie von einem Gesunden« aussah. Die Überlegung, dem Baron Opium zu geben, verwarfen sie wieder, weil bei herabgesetztem Bewusstsein das Erbrechen und Wasserlassen problematisch gewesen wäre. Stattdessen ließen sie noch einmal 200 Milliliter Blut aus einem Gefäß im Arm abfließen.

Der todkranke Admiral verlor allmählich jede Hoffnung, noch geheilt zu werden, und befahl sich in Gottes Hände. Es war drei Uhr nachmittags, als Boerhaave und sein Kollege sich eingestehen mussten, dass ihre therapeutischen Möglichkeiten erschöpft waren und sie noch immer nicht wussten, was dem Mann genau fehlte. Bei diesem stand inzwischen das Ende kurz bevor: Er ließ kein Wasser mehr, sein Atem ging schwerer, die Muskeln erschlafften. Trotzdem unternahm Boerhaave einen letzten Versuch und verabreichte ihm einen weiteren Einlauf. Der Sterbende klagte über Harndrang, es kamen aber nur ein paar Tropfen stark riechenden dunkelbraunen Urins. In der Hoffnung, den Tod doch noch abwenden zu können, trank er nochmals Olivenöl und lauwarmes Wasser und steckte sich eine ölgetränkte Feder in den Hals, um zu erbrechen. Dass er so große Mengen Flüssigkeit zu sich genommen hatte, aber kaum etwas erbrach und nur wenig Wasser ließ, verblüffte die Ärzte. Sie vermuteten eine Verkrampfung des Magens als Ursache dafür und meinten, er solle weiterhin trinken, bis diese sich löse.

Der Admiral jedoch drehte sich, am ganzen Körper zitternd, zur Seite. Seine Haut verfärbte sich aschgrau, und kalter Schweiß brach ihm aus. Kurz darauf verlor er das Bewusstsein, und um fünf Uhr am Nachmittag des 30. Oktober 1723 tat der Mann, der 1701 bei der Seeschlacht in der Bucht von Vigo einen Sieg errungen hatte, seinen letzten Seufzer. Er war nur 51 Jahre alt geworden.

De Bye und Boerhaave verließen deprimiert das Landgut, weil sie die Ursache der Krankheit nicht hatten ergründen können. Sie kamen zu dem Schluss, dass eine Obduktion vonnöten sei, um die Todesursache zu ermitteln und festzustellen, ob sie möglicherweise etwas übersehen hatten. Boerhaave kehrte deshalb um und holte die Zustimmung der Hinterbliebenen ein.

Tags darauf bereitete er sich auf die Leichenöffnung vor. Anwesend waren dabei auch Dr. Jan de Bye, Hochwürden Sauren, der Hauslehrer Dr. Francken sowie Nicolas Stam.

Äußere Krankheitszeichen wies der Körper des Verstorbenen noch immer nicht auf, Boerhaave bemerkte allerdings im Brustbereich eine Verfärbung der Haut, die sich im Übrigen tief eindrücken ließ und dabei knisterte. Er konnte sich nicht erinnern, je etwas Ähnliches gesehen zu haben.

Vorsichtig, fast schon ehrfürchtig, öffnete er den Bauch. Die Organe wirkten normal, nur Magen und Darm waren aufgebläht. Nachdem sich keine Erklärung für das Leiden und den Tod des Barons gefunden hatte, schnitt Boerhaave den Brustkorb auf. Erst fiel ihm nichts auf, doch plötzlich verbreitete sich im Raum ein starker Geruch nach gebratener Ente. Dr. Francken wies darauf hin, dass die letzte Mahlzeit des Admirals unter anderem aus Entenfleisch bestanden hatte.

Boerhaave hob den rechten Lungenflügel an – und erstarrte für einen Moment. Eine Brühe, die nach Mageninhalt aussah, füllte den Brustraum, auch auf der linken Seite: Es waren die Getränke, die der Kranke zu sich ge-

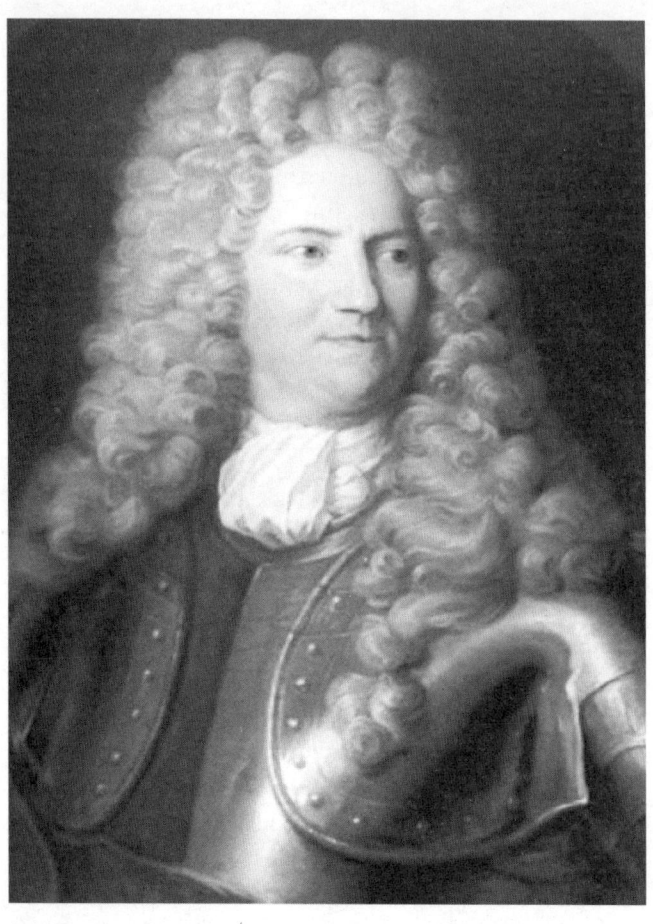

Admiral Jan Gerrit Baron van Wassenaer (Museum Schloss Duivenvoorde in Voorschoten)

nommen hatte – Jopenbier, Disteltee, Öl ... –, und nach wie vor roch es durchdringend nach Entenfleisch. Als Boerhaave die Flüssigkeit entfernt und den Brustraum mit einem Schwamm gereinigt hatte, entdeckte er zu seiner großen Verwunderung die Ursache für den Tod des Mannes: einen drei Daumen (ca. acht Zentimeter) langen Riss auf der linken Seite der Speiseröhre.

Die Speiseröhre kann tatsächlich infolge heftigen Erbrechens reißen. Sie ist als einziger Teil des Magen-Darm-Trakts nicht mit Bindegewebe verstärkt, und ihre linke untere Hälfte ist, anatomisch gesehen, die Sollbruchstelle par excellence. Sie kann bei plötzlicher Druckerhöhung reißen, und passiert dies, ist eine umgehende Operation erforderlich; die Sterblichkeit liegt dabei mit 20 bis 30 Prozent ziemlich hoch. Glücklicherweise kommt es nur selten zu einem Speiseröhrenriss; in den Niederlanden werden pro Jahr etwa zehn Fälle verzeichnet. Bemerkbar macht er sich durch extrem starke Brustschmerzen, der Patient sitzt meist vornübergebeugt da, und es bilden sich Hautemphyseme (Luftansammlungen unter der Haut) am Oberkörper.

Jan Gerrit van Wassenaer wies anno 1723 alle klassischen Symptome auf. Boerhaave und sein Kollege hätten ihm nicht helfen können, denn damals verlief diese Krankheit immer tödlich. Die erste erfolgreiche Operation eines Speiseröhrenrisses wurde meines Wissens erst 224 Jahre später, nämlich 1947 durchgeführt, und zwar von dem angesehenen englischen Chirurgen Norman Rupert Barrett.

Hermann Boerhaave beschrieb den Fall des Admirals 1724 in einem 80 Seiten umfassenden Büchlein (*Atrocis, nec descripti prius, morbi historia*), das 1731 ins Französische übersetzt und in ein Buch des französischen Arztes Charles Barbeyrac aufgenommen wurde. Seitdem wird die Krankheit als Boerhaave-Syndrom bezeichnet, und man findet in der medizinischen Literatur mehrere hundert Fälle beschrieben.

Der amerikanische Arzt Bruce D. Adams und zwei seiner Kollegen schlugen 2006 eine Umbenennung in Boerhaave-van Wassenaer-Syndrom vor, um dem Admiral Ehre zu bezeigen. Bisher hat jedoch niemand diese Bezeichnung verwendet – einmal eingeführte Begriffe haben ein zähes Leben. Egal, ob sich der Name irgendwann durchsetzt, der gierige Admiral, der seine Völlerei mit selbst herbeigeführtem Erbrechen zu kompensieren suchte, und der berühmte Leidener Arzt Hermann Boerhaave bleiben auf immer miteinander verbunden. Und das von Boerhaave verfasste Büchlein gehört zu den anschaulichsten und ausführlichsten Fallberichten. Es stammt aus einer Zeit, in der die Ärzte Erkrankungen wie jener des Admirals im Grunde machtlos gegenüberstanden, sie aber dennoch mit allerlei Prozeduren, die die Patienten über sich ergehen lassen mussten, zu kurieren versuchten.

Falls Sie einmal nach Voorschoten/Südholland kommen, sollten Sie dort das Museum von Schloss Duivenvoorde besuchen und vor dem Porträt des Barons Jan Gerrit van Wassenaer dem tapferen Patienten gedenken, der sich an seinem letzten Lebenstag an Entenbrust und Lerchen gütlich getan hatte und dann so entsetzlich leiden musste.

16 Malpighi und Giacomini: der plötzliche Tod zweier Anatomen

Der 66-jährige Arzt und Anatom Marcello Malpighi, der an der Universität Pisa Theoretische Medizin gelehrt hatte, schlug sich schon seit Jahren mit gesundheitlichen Problemen herum. Oft hatte er Herzrasen und wachte nachts immer wieder schweißgebadet auf. Vor allem im Frühjahr und Herbst litt er unter häufigem Erbrechen und galligem Stuhl. Seine Harnwege quälten ihn, weil er Nieren- und Blasensteine hatte, und zu allem Überfluss plagten ihn auch noch Gichtanfälle.

Weil er am Vormittag des 25. Juli 1694 wieder Herzrasen verspürte, gönnte er sich Ruhe, aß nichts und nahm keine stimulierenden Getränke zu sich. Sein hochroter Kopf schmerzte stark, und da jede Bewegung diesen Zustand verschlimmerte, blieb Malpighi ruhig im Sessel neben der Terrassentür seines Hauses im Zentrum Roms sitzen. Um die Mittagszeit erhob er sich, um Wasser zu lassen, kam jedoch nicht weit. Mit beiden Händen griff er sich an den Kopf und sank bewusstlos zusammen.

Der 26-jährige Arzt Giorgio Baglivi, seit 1691 Malpighis Assistent, fand ihn auf dem Fußboden. Er konnte seine rechte Seite nicht bewegen, und sein linker Mundwinkel hing herab, sodass Speichel auf den karmesinroten Hausmantel troff. Gemeinsam mit ein paar Helfern trug Baglivi den Mann zu seinem Bett.

Malpighis Herz schlug schnell, und die Adern an seinen Schläfen traten hervor. Die herbeigeeilten Ärzte beschlossen, am linken Arm einen Aderlass vorzunehmen.

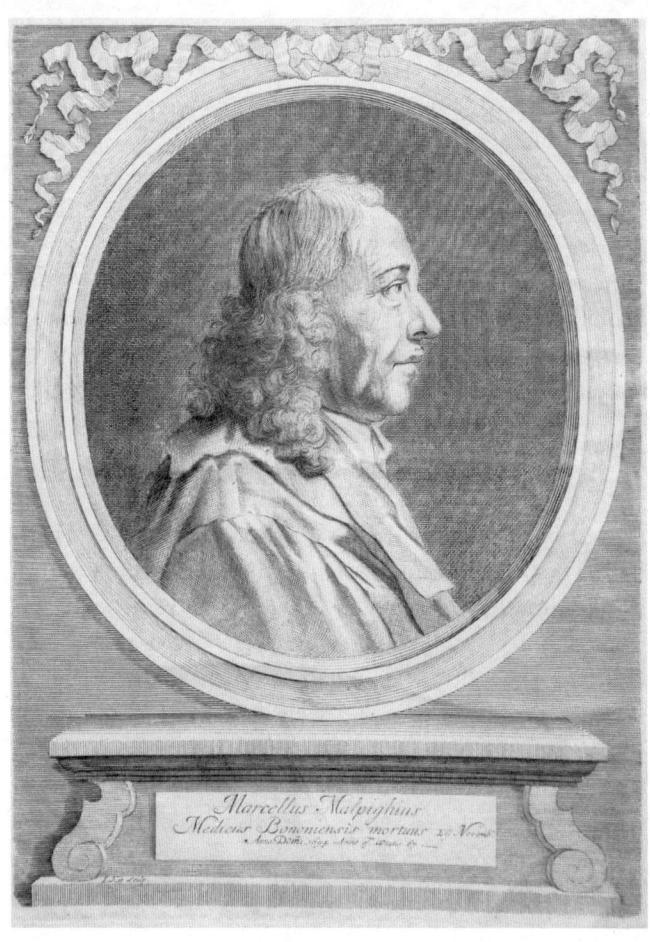

Marcello Malpighi (1628–1694) (aus: Malpighi, *Opera Omnia*, 1697)

Baglivi hielt es für besser, ein Gefäß in der Ellenbeuge des rechten Arms zu öffnen, zumal dort durch die Lähmung die Blutzirkulation stagnierte. Seine konservativen Kollegen waren aber dagegen. Weil der Aderlass keine Besserung brachte, sahen sie sich genötigt, warme Schröpfgläser auf die Schulterblätter zu setzen und an den Fußsohlen Senfpflaster aufzulegen.

In der Zeit danach hatte Malpighi starke Schwindelanfälle und Stauungen im Kopf (*Capiplenium*), dafür ließen die Lähmungserscheinungen nach. Allerdings litt der bislang so scharfsinnige Anatom nun unter Konzentrationsstörungen, Gedächtnislücken und Abstumpfung. Immer, wenn er sich dieser Beeinträchtigungen bewusst wurde, brach er in Tränen aus. Hinzu kamen Appetitmangel, Muskelzuckungen und körperliche Instabilität.

Am 29. November 1694 trat dann eine dramatische Wende ein. Malpighi versank plötzlich in tiefe Bewusstlosigkeit und verstarb vier Stunden nach einem zweiten Schlaganfall.

Am 1. Dezember 1694 öffnete Baglivi die Leiche seines geschätzten Lehrers Malpighi. Er trennte das vergrößerte Herz von den Blutgefäßen und nahm es aus dem Brustkorb. Mit einem langen Schnitt öffnete er die linke Herzkammer. Deren Wand war gut zwei Finger dick, was – wie heute bekannt ist – von jahrelangem erhöhtem Druck in den Schlagadern herrührt. Nachdem Baglivi Darm und Leber entfernt hatte, fiel ihm auf, dass die rechte Niere wesentlich größer als die linke und das Nierenbecken stark erweitert war.

Als der junge Arzt sämtliche Organe aus Brust und Bauch untersucht hatte, sägte er den Schädel auf. Er entnahm das Gehirn, legte das Organ, das so viele originelle wissenschaftliche Ideen hervorgebracht hatte, auf ein Brett aus Eichenholz und strich mit der Hand darüber.

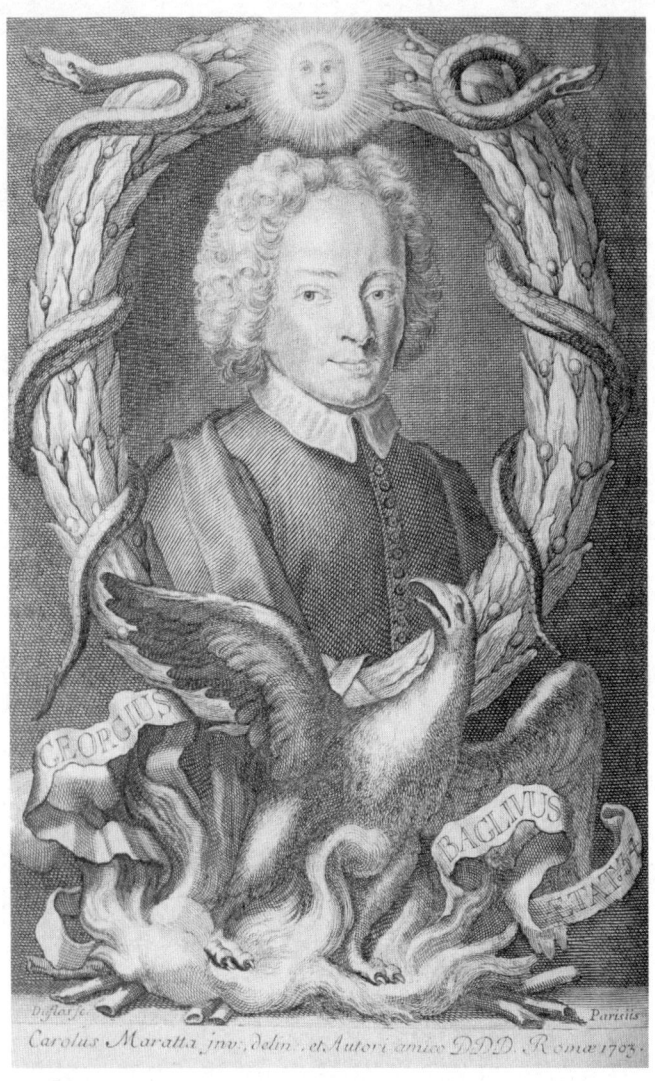

Carolus Maratta inv. delin. et Autori amico DDD. Romæ 1703.

Giorgio Baglivi (1668–1707) (aus: Baglivi, *Opera Omnia Medico-Practica et Anatomica*)

Als würde er eine Scheibe Brot vom Laib schneiden, ließ er dann das silberne Messer hindurchgleiten.

In der rechten Großhirnkammer fand sich ein Bluterguss. Vorsichtig nahm Baglivi die mittlere Gehirnschlagader *(Arteria cerebri media)* zwischen Daumen und Zeigefinger, die unter dem leichten Druck seiner Finger wie ein trockener Zweig brach. Damit stand fest, dass eine massive Schlagaderblutung in der rechten Hirnhälfte den Anatomen tödlich getroffen hatte, der 1667 die Blutkapillaren (unter anderem im Gehirn) entdeckt und darüber unter dem Titel »The Capillary's of the Arteries and Veins« in der Zeitschrift *Philosophical Transactions* berichtet hatte.

Giorgio Baglivi wurde 1696 Professor für Anatomie an der Universität Sapienza in Rom. Er beschrieb den Fall seines Mentors Malpighi sowie den Befund bei der Leichenöffnung in seinen gesammelten Werken *Opera Omnia Medico-Practica et Anatomica* unter der Überschrift »Historia Morbi. Et sectionis Cadaveris Marcello Malphighii Archiatri Pontificii«. Der Schweizer Pathologe Johann Jakob Wepfer (1620 – 1695) griff den von Baglivi veröffentlichten Fall in seinen Studien über die Anatomie der Blutgefäße des Gehirns und deren Erkrankungen erneut auf. Zu Unrecht wird sein posthum publizierter Text von vielen heutigen Medizinern als erste Beschreibung von Malpighis Fall angesehen. Übrigens erschien auch von dem italienischen Anatomen Giovanni Maria Lancisi (1654 – 1720), der sehr wahrscheinlich bei der Sektion anwesend gewesen war, eine Dokumentation dazu in den *Philosophical Transactions.*

Der Neuroanatom Professor Carlo Giacomini, der dem Museo di Anatomia Umana »Luigi Rolando« an der Universität Turin vorstand, hatte sich mit zahlreichen wissenschaftlichen Publikationen einen Namen gemacht, in denen es meistens um die variantenreiche Anatomie des menschlichen Gehirns ging. Sie bildet sozusagen den roten Faden seines Schaffens. Von ihm erschienen mehrere ausführliche Studien über das Gehirn von microcephalen Menschen (Minderbegabten mit sehr kleinem Schädel), vier Artikel über die Gehirne von Schwarzen und einer über eine Vene im Oberschenkel, die seitdem seinen Namen trägt. Seine anatomische Forschung, das Museum mit neuroanatomischen Präparaten und das Publizieren seiner Erkenntnisse waren sein Lebensinhalt.

Um 1880 hatte er eine Methode zur Mumifizierung menschlicher Gehirne entwickelt. Sie erlaubte es, diese als Trockenpräparate aufzubewahren, und auf diese Weise hatte er der Sammlung fast 1000 präparierte Gehirne zugefügt. Giacomini vertrat die Auffassung, es gebe zahlreiche unterschiedliche Ausprägungen der Gehirnanatomie. Damit widersprach er der Theorie seines Kollegen Cesare Lombroso, der an der Universität Turin eine Professur für Gerichtsmedizin und Hygiene innehatte. Der arrogante und narzisstische Lombroso hielt seinen Kollegen Giacomini deswegen für naiv.

Das Museum war Giacominis ganzer Stolz. Zu Ehren seiner Vorgänger hatte er dort Porträts aufhängen lassen, unter anderem von Andreas Vesalius und Marcello Malpighi.

Am 5. Juli 1898 stand Carlo Giacomini morgens um acht Uhr auf und nahm wie gewohnt sein Frühstück ein. Um Viertel vor neun verspürte er stechende Kopfschmerzen und fiel sogleich bewusstlos zu Boden. Seine Haushälterin hörte es poltern und sah gerade noch, wie ihr

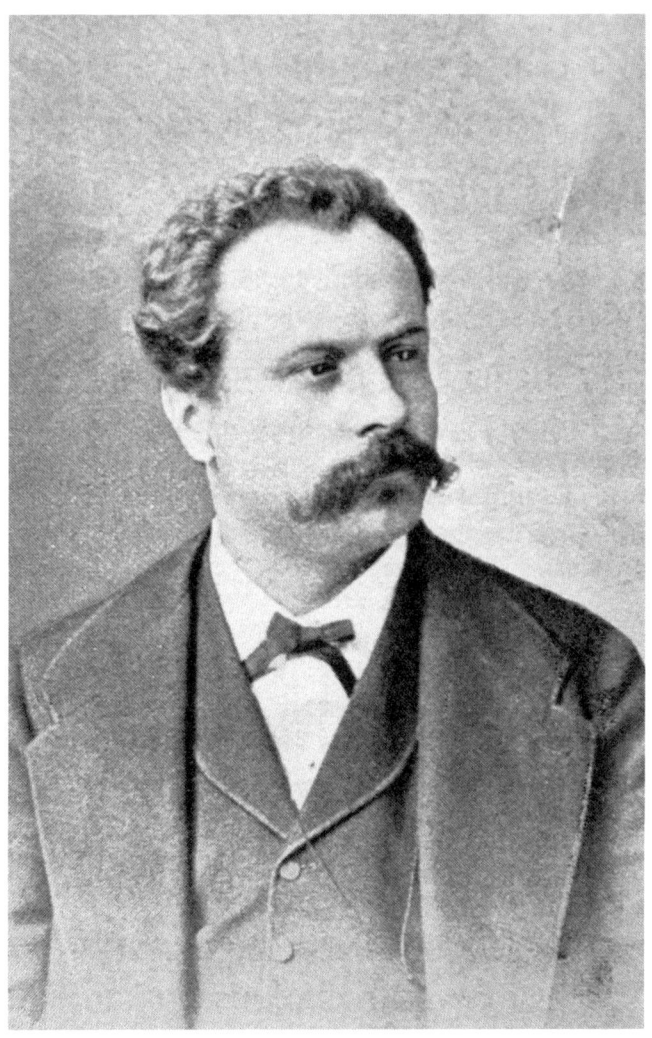

Carlo Giacomini (1840–1898) (aus: Sperino, »L'encefalo dell'
anatomico Carlo Giacomini«, 1900)

Herr seinen letzten Atemzug tat. Seine Leiche wurde ins Anatomische Institut gebracht, die Stätte, an der er lange Jahre intensiv gearbeitet und geforscht hatte. Dort wurde sie einbalsamiert und am 7. Juli 1898 von Giacominis Kollegen Pio Foà, der eine Professur für anatomische Pathologie innehatte, im kleinen Kreis geöffnet. Giacomini hatte testamentarisch bestimmt, sein Körper solle am Anatomischen Institut der Universität Turin obduziert werden, und sein komplettes Skelett sowie sein Gehirn seien der Sammlung des dortigen Museums zuzufügen.

Die Betrachtung des 1495 Gramm schweren Gehirns ergab, dass eine starke Blutung in der rechten Gehirnhälfte zum Tod geführt hatte. Die Hirnkammer war, genau wie bei seinem großen Vorbild Malpighi, mit Blut aus einer Schlagader gefüllt.

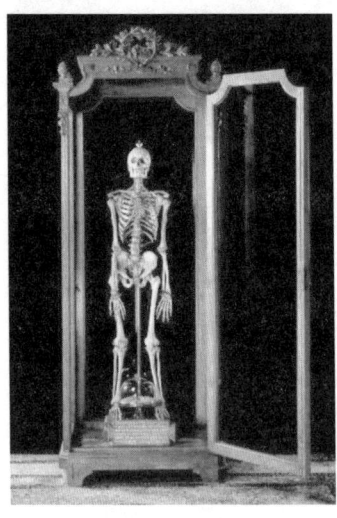

Das Skelett Carlo Giacominis im Museo di Anatomia Umana »Luigi Rolando«

Der Anatomieprofessor Giuseppe Sperino untersuchte das Gehirn seines Kollegen eingehend und trug den Befund am 7. Juli 1899 bei der Versammlung der Reale Academia di Medicina di Torino vor. Kurz darauf, im Jahr 1900, verfasste er einen Artikel mit dem Titel »L'encefalo dell' anatomico Carlo Giacomini«, in dem er das Gehirn des Gelehrten mit jenen anderer Berühmtheiten verglich und vor allem die doppelt angelegte Rolando-Furche hervorhob. Seine umfangreichen Schilderungen waren mit vier Lithografien illustriert, die Giacominis präpariertes Gehirn und ein Porträt des großen Neuroanatomen zeigten.

Dass ausgerechnet die *Sulcus centralis cerebri Rolandi* bei Giacomini anders ausgeprägt war als üblich, ist ein seltsamer Zufall. Der italienische Anatom Luigi Rolando (1773 – 1831), nach dem diese Gehirnfurche benannt ist, hatte genau wie Giacomini sein Leben der Hirnanatomie gewidmet und war einer von dessen Vorgängern in Turin gewesen; er ist auch der Namensgeber für das dortige Anatomische Museum.

Das Skelett Carlo Giacominis wurde präpariert und in einer Glasvitrine mit kunstvoll verziertem Holzrahmen ausgestellt. Noch heute ist es im Museo di Anatomia Umana »Luigi Rolando« der Università degli Studi di Torino zu sehen, inmitten der umfangreichen Sammlung, die Giacomini selbst angelegt hat. Zu seinen knöchernen Füßen steht ein Gefäß mit seinem nach der von ihm selbst entwickelten Methode präparierten Gehirn, und an der Wand des Saals hängt ein Porträt Marcello Malpighis. Zwei brillante Anatomen, die beide einer schweren rechtsseitigen Gehirnblutung erlagen, sind auf diese Weise vereint. Wie ich meine: für immer.

17 Ein künstlicher Wasserkopf

An jenem Tag im Juni 1593 gab es vor der imposanten Kathedrale Notre-Dame de Paris außer mehreren missgebildeten Erwachsenen auch drei »Monsterkinder« zu sehen. Ein toter Froschkopf in einem Eimer, ein »Doppelmonster« mit zwei Köpfen und acht Gliedmaßen in einer Kiste sowie ein lebendiges Kind mit Wasserkopf, das auf einer alten Decke lag. Das »Doppelmonster« war schon mehrere Tage tot und begann zu verwesen. Dutzende schwarzer Fliegen krochen über den grünlich verfärbten Körper. Die beiden miteinander verwachsenen Köpfe waren bereits ein wenig geschrumpft, und in den Halsfalten sah man Fliegenlarven. Weder die Eltern des Froschkopfs noch die des »Doppelmonsters« waren anwesend, vermutlich, weil sie fürchteten, teuflischer Machenschaften bezichtigt zu werden. Die Geburt von missgebildeten Kindern galt damals als Strafe Gottes für Sünden oder eine ausschweifende Lebensführung der Eltern, die dann nicht selten der Volkszorn traf.

Die Eltern des etwa 15 bis 18 Monate alten noch lebenden Jungen allerdings waren da. Wasserköpfe galten gemeinhin nicht als Teufelswerk, also drohte den Eltern keine Gefahr von den Schaulustigen. Wenn ein Passant stehen blieb, um sich das bedauernswerte Geschöpf mit dem stark vergrößerten Kopf und der straff gespannten Schädelhaut genauer anzusehen, hielt der Vater sofort die Hand auf und forderte unmissverständlich einen Obulus. Auf diese Weise hatte er bereits eine stattliche Summe angesammelt.

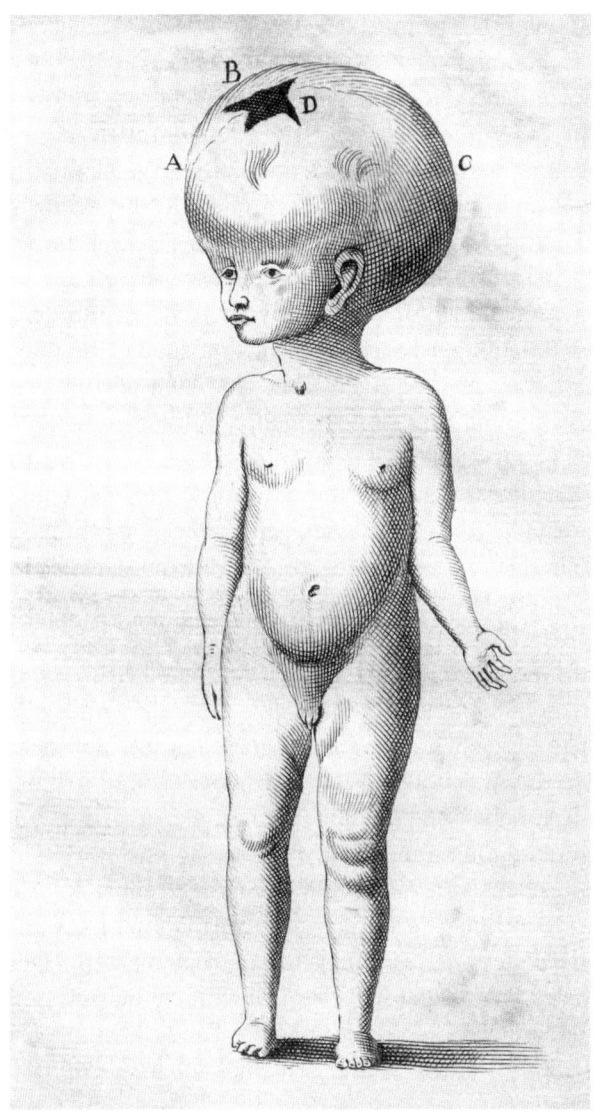

Kind mit Wasserkopf (aus: Stalpart van der Wiel, 1682)

Um die Mittagszeit traf der Arzt Ludovicus Wallier auf dem Kathedralenvorplatz ein; er hoffte, dort Bettler mit ungewöhnlichen Krankheiten oder neugeborene »Monster« zu finden. Froschköpfe hatte er schon öfter zu Gesicht bekommen, und auch der etwa 30-jährige Mann mit einem grünbraunen kinderkopfgroßen Krebsgeschwür am Kiefer, der auf einer schmuddeligen Decke kauerte, konnte seine Aufmerksamkeit nicht erregen. Er besah kurz das »Doppelmonster« und wandte sich dann dem Kind mit dem überdimensionalen Kopf zu, das ihn interessierte, weil er gern mehr über Ursachen und Folgen der Missbildung herausfinden wollte.

Dem Kindsvater entging das Interesse des Arztes nicht; er zupfte ihn am Jackenärmel und forderte Geld. Ohne ihn eines Blickes zu würdigen, gab Wallier ihm ein paar Münzen. Dann betrachtete er den Jungen eingehend und kam zu dem Schluss, dass es sich nicht um den »üblichen« Wasserkopf handelte, den er bereits kannte – irgendetwas stimmte hier nicht. Ohne um Erlaubnis zu fragen, betastete er den Kopf, suchte mit Zeige- und Mittelfinger vergeblich nach den Fontanellen und sah dem Kind in die Augen. Der Vater wurde nervös und meinte, der Herr habe seinen Sohn nun ausgiebig genug betrachtet und müsse zuzahlen.

Inzwischen hatte sich eine Menschentraube um sie gebildet, und man verfolgte genau, was Wallier tat, während der Vater die Zuschauer misstrauisch musterte. Der hochgewachsene Arzt ließ sich jedoch nicht beirren und betastete nun Rücken und Beine des Kindes. Dann warf er den Eltern einen bohrenden Blick zu und entfernte sich wortlos.

Kurz darauf erschienen vor der Kathedrale Vertreter

der Stadtbehörde und in ihrem Gefolge mehrere mit Lanzen und Schwertern bewaffnete Soldaten. Sie verhafteten die Eltern, führten sie ab und nahmen auch das Kind mit – einer der Männer trug es auf dem Arm und stützte seinen Kopf. Die alte Decke, auf der der Junge gelegen hatte, blieb samt den Taschen der Eltern auf dem Platz zurück. Die Leute begannen zu tuscheln und spekulierten über den Grund der Festnahme.

Die Eltern wurden einem Verhör unterzogen; dabei ging es nicht gerade zimperlich zu: Sowohl der Vater als auch die Mutter wurden mehrfach geschlagen und immer wieder angeschrien. Das missgebildete Kind wurde währenddessen von mehreren Medizinern untersucht. Nach einer Weile flüsterte einer von ihnen dem Leiter des Verhörs etwas zu, woraufhin dieser den Vater ins Visier nahm und ihn aufforderte, endlich zu gestehen. Letzterer erkannte, dass Leugnen keinen Sinn mehr hatte, und gestand die Gräueltat. Seine schäbig gekleidete Frau weinte zum Erbarmen, was die Beamten aber wenig beeindruckte.

Wie sich herausstellte, hatte der Mann in Absprache mit seiner Frau mit einem Messer seitlich am Kopf seines Sohns ein Loch in die Haut gestochen, täglich durch ein hohles Knöchelchen etwas Luft daruntergeblasen und die Stelle dann jedes Mal mit warmem Wachs versiegelt. Nach ein paar Wochen war der Kopf so groß geworden, dass die Eltern das Kind gegen Geld zur Schau stellen konnten. Der Vater sagte, er habe mitbekommen, wie die Eltern eines Kindes mit Wasserkopf auf diese Weise stattliche Einnahmen erzielt hätten, daher sei er auf den Gedanken verfallen, seinen neugeborenen Sohn »misszubilden« – mit einem gesunden Kind sei nun einmal kein Geld zu verdienen.

Man fällte ein schnelles und hartes Urteil: Die Eltern wurden »ob ihres lästerlichen und gottlosen Treibens« zum Tode verurteilt und am nächsten Tag gehängt. Was danach mit dem kleinen Jungen geschah, ist nicht bekannt; vermutlich wurde er in einem Waisenhaus untergebracht.

Guilhelmus Fabricius Hildanus beschrieb diesen Fall, von dem Ludovicus Wallier ihm berichtet hatte, in der 53. Observation des Dritten Hunderts unter der Überschrift »Von einer gemachten Kopff Wassersucht«.

Was die Eltern ihrem Kind antaten, ist sowohl aus damaliger wie aus heutiger Sicht eine schwere Misshandlung. Neben dem allseits bekannten Schlagen oder Vernachlässigen wehrloser Kinder existieren noch einige Sonderformen von Kindesmisshandlung. So kommt es beispielsweise vor, dass Eltern ihrem Kind gesundheitlichen Schaden zufügen, um sich die Aufmerksamkeit von Ärzten und Pflegepersonal zu sichern. In solchen Fällen spricht man vom Münchhausen-Stellvertretersyndrom, einer psychischen Störung der misshandelnden Eltern (meist der Mutter).

Anders verhält es sich, wenn Eltern bei ihrem Kind eine Krankheit verursachen, um sich finanzielle Vorteile zu verschaffen (beispielsweise Sozial- oder Pflegeleistungen); solches Verhalten fällt nicht unter das genannte Syndrom. Seit Langem existiert ein psychisches Krankheitsbild, das man als Simulantentum bezeichnet; die ersten Fälle beschrieb in römischer Zeit der Arzt Galenos (Galen). Man denkt dabei in erster Linie daran, dass jemand ein Leiden vortäuscht, um sich der Wehrpflicht oder Arbeit zu entziehen, aber auch, um vor Gericht eine mildere Strafe zu erhalten. Oder, wie im Fall des Pariser

Ehepaars, um sich zu bereichern. Eltern, die ihr Kind krank machen oder bestimmte Krankheitssymptome bei ihm hervorrufen, attestiert man heute das »malingering by proxy«-Syndrom (Simulation, bezogen auf einen Stellvertreter). Der Begriff kam Ende der 1990er-Jahre auf; im Jahr 2003 beschrieben der Kinderarzt John T. Stutts und seine Kollegen das Syndrom ausführlich und grenzten es gegen das Münchhausen-Stellvertretersyndrom ab. Seitdem wurden lediglich einige wenige Fälle in der internationalen Fachliteratur dokumentiert.

Bei den Eltern des armen Jungen, der 1593 in Paris gegen Geld zur Schau gestellt wurde, würde man heute das »malingering by proxy«-Syndrom diagnostizieren, und statt sie aufzuhängen, würde man ihnen professionelle Hilfe bieten (etwa Familientherapie, individuelle Psychotherapie, Kognitive Verhaltenstherapie oder medikamentöse Psychotherapie). Zu ihrer Zeit gab es all diese Möglichkeiten noch nicht, stattdessen machte man kurzen Prozess. Bei der US Army wird das Vortäuschen von Krankheiten übrigens strafrechtlich verfolgt, wobei selbst in den USA dafür heute nicht mehr die Todesstrafe verhängt wird.

Dank der Darstellung in Hildanus' unvergleichlichem Kasuistikwerk wurde ich auf den über 400 Jahre alten Pariser Fall aufmerksam, den wir heute mit anderen Augen sehen. Grund genug, so schien es mir, anno 2007 in der Fachzeitschrift *Child Abuse and Neglect* einen Artikel darüber zu veröffentlichen.

18 Sarah Harvey, die Jungfrau mit der wachsenden Brust

»Hier ist es«, sagte der Arzt Thomas Gordon Hake und schickte sich an, aus der Kutsche zu steigen. Seine Begleiterin, die Bauerntochter Sarah Harvey, ließ den Blick über die imposante Fassade des Hauses in der Londoner Innenstadt gleiten. Hake wollte mit ihr einen Kollegen aufsuchen, der ebenfalls Chirurg war. »Kommen Sie nur, Sie brauchen keine Angst zu haben«, ermutigte er die junge Frau.

Der Chirurg forderte sie sogleich auf, den Oberkörper frei zu machen, und hörte indessen Dr. Hake zu. Dieser legte in aller Kürze den Fall dar. »Miss Harvey ist 20, Jungfrau, war immer gesund, nur vor drei Jahren kurz krank, aber bald wieder als Haushälterin einsatzbereit. Vor zwei Jahren hat sie oberhalb ihrer linken Brustwarze einen schillinggroßen roten Fleck entdeckt, kurz darauf merkte sie, dass die Brust größer wurde. Schmerzen hatte sie keine, auch nicht bei Berührung. Ihre Periode ist regelmäßig.«

Hake hielt kurz inne und sah zu Sarah Harvey hin, die mit nacktem Oberkörper, die Arme vor der Brust gekreuzt, neben der Untersuchungsliege stand und den Blick gesenkt hielt. Ihre Baumwollbluse hing von der Taille über den Rock herab.

»Weil in den letzten Monaten doch Brustschmerzen auftraten, habe ich im April diesen Jahres Blutegel angelegt und eine kühlende Salbe aufgetragen – ohne Erfolg. Auch ein Druckkissen hat nicht geholfen; die Brust wuchs weiter, die Schmerzen blieben, waren aber erträglich. Miss Harvey erinnert sich, dass sie sich die linke Brust an einem Pumpenschwengel gestoßen hat, aber sie sieht keinen Zusammenhang zwischen dem Vorfall und dem jetzigen Zustand ihrer Brust.«

Der Chirurg ging auf die junge Frau zu und zog ihr wortlos die Arme weg. Dann trat er einen Schritt zurück und betrachtete abwechselnd die linke und die rechte Brust. Letztere war apfelrund, mit einer kleinen hellbraunen Warze, die linke dagegen grotesk verformt und fast drei Mal so groß, und ihre Warze war von einer Art Kruste bedeckt, rotbraun und unregelmäßig geformt. Darum waren mehrere kleinere, ebenfalls rotbraune Flecken zu sehen. Als der Chirurg kräftig in die unförmige Brust kniff, stöhnte Sarah vor Schmerz auf. »Die Brust muss abgenommen werden, es ist Krebs«, sagte er zu Hake. Sarah wurde leichenblass und begann zu weinen; sie griff nach der Bluse und drückte sie an ihre Brüste.

Dr. Hake suchte mit seiner Patientin im September 1845 noch weitere Mediziner auf. Sie meinten fast alle das Gleiche – es handele sich um Krebs, der bereits die gesamte Brust durchdrungen habe – und empfahlen eine rasche Amputation, was angesichts des fortgeschrittenen Stadiums eine große Operation werden würde. Letztlich, so prophezeiten sie, würde Sarah Harvey aber, ob sie sich nun operieren ließ oder nicht, binnen weniger Wochen an den Metastasen sterben.

Der Chirurg W. E. Image hielt nichts davon, die Brust zu amputieren. Er schlug Dr. Hake vor, stattdessen oben und unten an der Brust je einen vertikalen Schnitt anzubringen, um dann die blutenden Gefäße darin zu suchen und abzubinden. Anschließend wollte er die

Brust kreuzweise mit zwei langen Nadeln durchstechen und diese, mit festem Faden versehen, unten an der Brust festmachen. Insgesamt sollten acht Fäden den Tumor »würgen« und zum Absterben bringen. Zum Glück besprachen Hake und Image die geplante Operation nicht im Beisein von Sarah; sie wartete draußen in der Kutsche.

Sie war bereits eine Weile Dr. Hakes Patientin. Fünf Monate zuvor war sie erstmals ins Suffolk General Hospital in London gekommen, wo er tätig war, und hatte ihm ihre monströs verformte Brust gezeigt. Etwas Derartiges hatte der Arzt noch nie gesehen, und er zweifelte, dass es sich tatsächlich um Krebs handelte, denn dieser würde mit Sicherheit metastasiert haben. Das schien aber nicht der Fall zu sein, denn die Frau hatte keine geschwollenen Lymphknoten in den Achseln und oberhalb des Schlüsselbeins. Es gab auch keinen Zusammenhang zwischen den Schmerzen, dem Wachsen der Brust und ihrem Menstruationszyklus; die verfärbten Hautstellen wurden weiß, wenn man Druck ausübte, danach aber schnell wieder rot. Letzteres deutete auf eine gute, womöglich zu starke Blutzufuhr hin. Hake war daher der Ansicht, dass die Erkrankung von der übermäßigen Durchblutung herrührte. Er hatte erst mit einem Druckkissen und danach mit einem Metallring um die Brust versucht, die Blutzufuhr zu reduzieren und dadurch die Brust zum Schrumpfen zu bringen. Das klappte zunächst, doch kaum waren Kissen beziehungsweise Ring entfernt, nahm die Brust rasch wieder an Umfang zu. Die rotbraune Kruste über der Warze hatte sich in den darauffolgenden fünf Monaten gebildet, und die Egel, die der Arzt dort angesetzt hatte, sogen kein Blut.

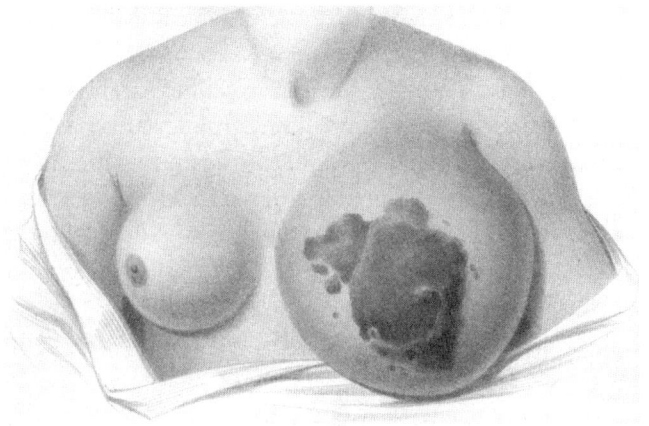

Sarah Harveys Brüste im September 1845 (aus:
T. G. Hake, *Medico-Chirurgical Transactions,* 1847)

Nach dem Gespräch mit Image kam Hake zu dem
Schluss, dass eine Operation unvermeidlich sei, und da
die junge Frau ihm leid tat, wollte er diese baldmöglichst
durchführen lassen. Dr. Image meinte, sie werde kaum
länger als 20 Minuten dauern.

Als er die 30 Zentimeter langen Nadeln zum sechsten Mal durch die Brust stach, verlor die Patientin vor
Schmerzen das Bewusstsein und bekam nicht mehr mit,
wie er die Fäden um die Brust straff anzog.

Nachdem sie in ihrem Bett aus der Ohnmacht er-
wachte, musste sie sich übergeben, und ihr Puls war nach
dem Blutverlust sehr schwach. Sie bekam flüssiges Opium
gegen die Schmerzen, das jedoch nicht wirkte, weil sie es
immer wieder von sich gab. Die Wunden bluteten stark
nach. Mit in Gallussäure getränkter Gaze und Kompres-
sen gelang es, die Blutung zum Stillstand zu bringen, und

Hake beschloss, das Opium zusammen mit Fleischbrühe als Einlauf zu verabreichen.

In der Nacht nach der Operation schlief Sarah Harvey wegen der Schmerzen und ihrer großen Angst kaum, außerdem sonderten die Wunden nun eine fleischfarbene Flüssigkeit ab. Am Morgen wurde sie mehrfach bewusstlos; ihr Puls war schwach und beschleunigt. Um halb elf, genau 22 Stunden nach der Operation, hörte ihr Herz auf zu schlagen.

Tags darauf öffnete der Chirurg Image im Beisein von Dr. Hake die Leiche. Die operierte Brust war innen schwarz, die Haut verweste bereits. Es waren weder Tumoren noch irgendwelche anderen krankhaften Veränderungen im Körper zu entdecken. Image nahm die kranke Brust ab und übergab sie Hake, der sie später genauer untersuchen wollte.

Im Jahr 1847 veröffentlichte Hake unter dem Titel »Case of Enlargement of the Left Mamma« einen mit einer Farbabbildung versehenen Artikel im Fachblatt *Medico-Chirurgical Transactions* über den Fall der Sarah Harvey. Er zog den Schluss, der Stoß gegen den Pumpenschwengel müsse sich auf die Durchblutung der Brust ausgewirkt haben, und meinte, der Vorfall sei »einzigartig« und werde »so schnell kein zweites Mal vorkommen«.

176 Jahre zuvor, im Juli 1669, untersuchte der Arzt William Darston in Plymouth eine 23-jährige Frau namens Elizabeth Trevers. Sie hatte sich am 3. Juli abends gesund und munter schlafen gelegt. Am Morgen darauf hatte sie, als sie sich im Bett umdrehen wollte, mit Entsetzen festgestellt, dass dies nicht möglich war: Ihre beiden Brüste waren über Nacht geradezu riesig geworden.

Sie waren so schwer, dass die Frau sich nicht einmal mehr aufsetzen konnte.

Es sprach sich schnell herum, was Elizabeth Trevers widerfahren war, und eine ganze Reihe von Ärzten wurde zu Rate gezogen. Die meisten rieten, die Brüste möglichst rasch zu amputieren. Dr. Darston jedoch war strikt dagegen. Er hatte bei der Untersuchung lediglich geschwollene Milchgänge ertastet, ansonsten weder Wasser noch Luft. Er verordnete diverse Salben und Tinkturen und ließ die Frau mehrmals zur Ader; wie die Brüste in nur einer Nacht zu solcher Größe anschwellen konnten, war

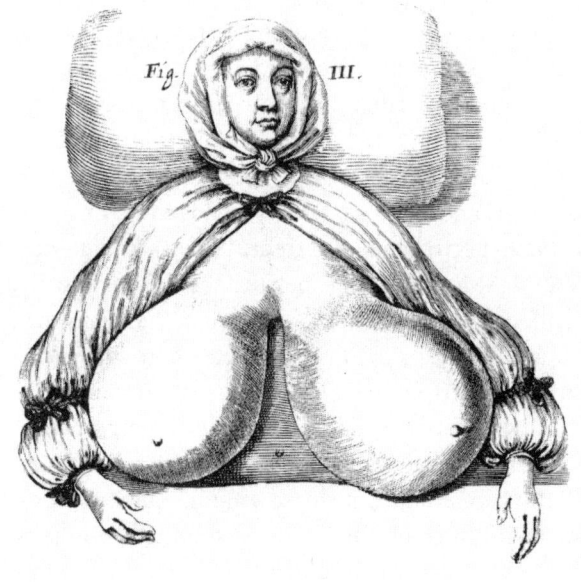

Elizabeth Trevers (aus: W. Darston, *Philosophical Transactions*, 1670)

und blieb ihm aber ein Rätsel. Ein paar Monate später bildeten sich bei der seitdem bettlägerigen Frau Hautveränderungen an den Brüsten, gegen die Darston Kohlblätter auflegen ließ. Elizabeth Trevers klagte außerdem über Schmerzen im Schienbein. Die weitere Behandlung bestand darin, dass man versuchte, der Kranken das Leben möglichst angenehm zu machen.

Im Jahr 1879 wurde in der medizinischen Fachzeitschrift *The Lancet* der Fall einer jungen Frau geschildert, deren Brüste innerhalb eines Jahres so gewachsen waren, dass sie bis zu den Knien hingen. Man nahm ihr die linke Brust ab und stellte fest, dass sie knapp 14 Kilogramm wog. Einen Monat später wurde auch die rechte Brust amputiert, die nach Abnahme der linken zwar etwas kleiner geworden war, aber immerhin noch neun Kilogramm auf die Waage brachte. Die Patientin hatte durch die Operationen gut ein Drittel ihres Körpergewichts verloren.

Weltweit traten seit Ende des 19. Jahrhunderts etliche Dutzend Fälle dieser Art auf. Sie wurden dokumentiert und unter anderem als »massive juvenile Brust- oder Mammahypertrophie«, »extreme pubertäre Gigantomastie« und »Makromastie« bezeichnet. Wenn die Brüste einer Frau während oder nach einer Schwangerschaft stark an Umfang zunehmen, spricht man von »gravider Mammahypertrophie«. Die Ursache kennt man bis heute nicht, fest steht aber, dass es sich um eine gutartige Erscheinung handelt, die zwar körperliche Beschwerden und Schamgefühle auslösen kann, aber keinesfalls lebensbedrohlich ist. Ohne dass sich im Hormonhaushalt etwas ändert, wachsen die Brüste der betroffenen Frauen zu außergewöhnlicher Größe an; in der Literatur sind Fälle mit bis zu 23 Kilogramm schweren Brüsten beschrieben. Im fortgeschrittenen Stadium geht der Riesenwuchs mit Hautveränderungen einher, meist im Bereich der Brustwarzen, wie bei Sarah Harvey und Elizabeth Trevers. Man behandelt die Erkrankung heute mittels Hormontherapie oder nimmt eine chirurgische Brustverkleinerung vor. Diverse Fallbeschreibungen mit Vorher/Nachher-Fotos findet man in Fachzeitschriften für plastische Chirurgie.

Bei der noch sehr jungen Sarah Harvey lag mit Sicherheit eine pubertätsbedingte Brusthypertrophie vor, und ohne die (im Nachhinein) sinnlose Operation wäre sie am Leben geblieben.

In vielen Publikationen aus jüngerer Zeit wird im historischen Abriss auf Elizabeth Trevers' Fall Bezug genommen; den Namen Sarah Harvey habe ich vergeblich gesucht. Ihr und ihrem Arzt Thomas Gordon Hake (1809 – 1895) kommt jedoch, so meine ich, ein Platz in der Geschichte dieser Erkrankung zu. Vor allem, weil nicht bekannt ist, ob Elizabeth Trevers überhaupt noch Jungfrau war; bei ihr könnte es sich auch um eine Brusthypertrophie im Zusammenhang mit einer Schwangerschaft gehandelt haben. Erwähnt sei noch eine Analyse des Falls der Elizabeth Trevers durch den kanadischen Onkologen F. I. Jackson im Jahr 1992. Er behandelte eine Patientin, bei der eine Brust über Nacht beträchtlich gewachsen war, und sie klagte, genau wie Elizabeth, über stechende Schmerzen im Schienbein. Wie sich herausstellte, hatte die Frau Lymphdrüsenkrebs, auch Hodgkin-Krankheit genannt, und Jackson meinte, dies könne auch bei Elizabeth Trevers der Fall gewesen sein. Das leuchtet ein, würde aber bedeuten, dass nicht ihre Krankengeschichte als erster dokumentierter Fall von juveniler

Brusthypertrophie gelten kann, sondern jener der Sarah Harvey. Letztere war mit Sicherheit noch Jungfrau und litt auch nicht an Lymphdrüsenkrebs, denn bei der Sektion ergab sich, dass sie – abgesehen von der Brust – organisch völlig gesund war.

19 Außerirdische Entführungen und würgende Teufel

Hin und wieder litt die 50-jährige Frau unter Kopfschmerzen, und jeden Winter hatte sie es »auf der Brust«, ansonsten aber war sie gesund und galt als robust, kräftig und arbeitsam. Eines Abends ging sie zeitig zu Bett und schlief, auf dem Rücken liegend, rasch ein. Plötzlich wurde sie wach und stellte fest, dass sie sich nicht bewegen konnte: Ein großer schwarzer Hund hockte auf ihrer Brust, und er war so schwer, dass es ihr fast den Atem nahm. Sie wollte ihren Mann wecken, der neben ihr schlief, brachte aber keinen Laut hervor. Eine namenlose Angst erfasste sie, denn sie hatte schon einmal so etwas erlebt, und damals hatte, so glaubte sie, der Teufel persönlich auf ihrer Brust gesessen.

Der niederländische Arzt Ijsbrand van Diemerbroeck, der als Professor für Medizin an der Universität Utrecht tätig war, beschrieb den Fall dieser Frau 1664 in seinem Werk *Disputationum practicarum pars prima et secunda, de morbis capitis et thoracis.* Was die Frau wahrgenommen hatte, bezeichnete van Diemerbroeck als Incubus oder Nachtmahr. Ihm zufolge lag eine Hemmung von Bewegung, Sprache und Atmung vor, verbunden mit einem Traum, bei dem die Betroffene meinte, ein angsteinflößendes Wesen beschwere »den Strom des Geistes zu blockierten Nerven«.

Die Diagnose aus heutiger Sicht ist nicht weiter schwierig. Die Frau litt unter Schlaflähmung (oder Schlafparalyse) in Verbindung mit hypnagogischen Halluzi-

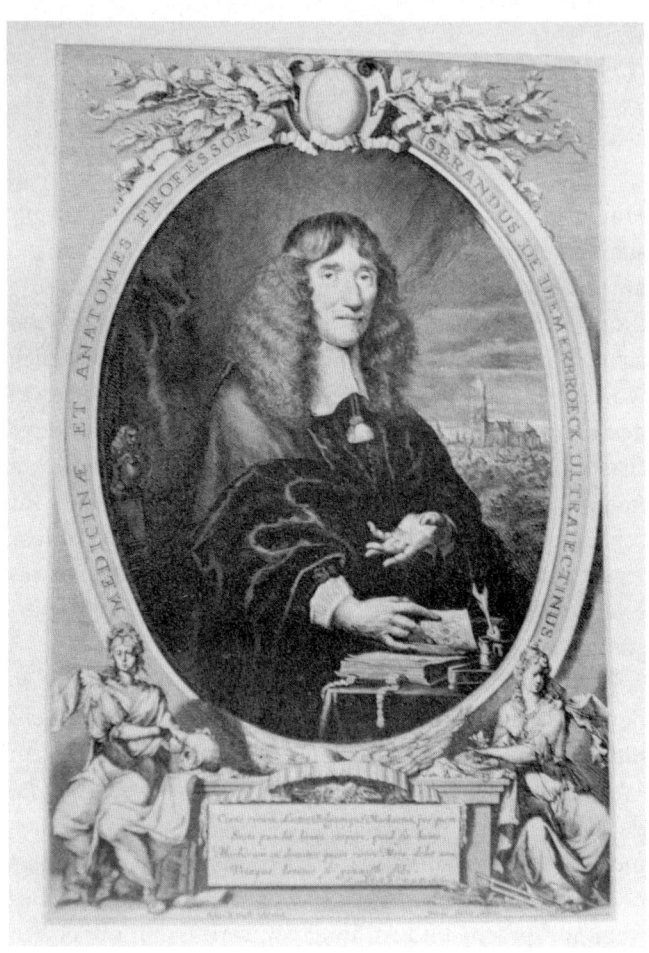

Ijsbrand van Diemerbroeck

nationen. Während des REM-Schlafs (REM = Rapid Eye Movement) tritt normalerweise eine Muskellähmung auf, die verhindert, dass man im Traum Bewegungen ausführt, die einen in Gefahr bringen, und weil man dabei schläft, merkt man nichts davon. Van Diemerbroecks Patientin befand sich also in einem Zustand zwischen Traum und Wachen: Der Körper schläft, der Geist hingegen ist wach. Die Atmung ist dabei stark verlangsamt, sodass man den Eindruck hat, keine Luft mehr zu bekommen und zu ersticken. Man bekommt schließlich Angst, weil man vermeintlich wach, aber bewegungsunfähig ist. Mit der Schlaflähmung können außerdem Halluzinationen einhergehen: Wenn sie kurz nach dem Einschlafen auftreten, spricht man von hypnagogischen oder hypnagogen Halluzinationen, kurz vor dem Aufwachen sind es hypnopompische oder hypnopompe Halluzinationen. Dabei können alle Sinne betroffen sein, denn sie gliedern sich in visuelle (sichtbare), auditive (hörbare), olfaktorische (riechbare) und taktile (körperlich fühlbare) Wahrnehmungen.

Bei visuellen Halluzinationen werden meist dunkle Gestalten im Raum wahrgenommen: Monster, Drachen, Dämonen, große schwarze Hunde, Teufel, Schatten oder Außerirdische. Hinzu kommt manchmal der Eindruck, dass sich Türen öffnen und schließen oder Vorhänge sich bauschen.

Auditive Wahrnehmungen äußern sich darin, dass man Schritte, flüsternde Stimmen, Rasseln, Rauschen oder Summen hört.

Eher selten sind Wahrnehmungen von Gerüchen, oft unangenehmen, manchmal aber auch sehr angenehmen wie etwa Blütenduft.

Bei taktilen Halluzinationen hat der Betroffene das Gefühl, er werde angefasst, meist von den Teufeln oder Dämonen, die er auch zu sehen glaubt.

Wieder andere Halluzinationen äußern sich in dem Eindruck, es seien unsichtbare Gestalten mit bösen Absichten im dunklen Raum. Das von der Schlaflähmung herrührende Gefühl, nicht genügend Luft zu bekommen, führt in Verbindung mit visuellen Wahrnehmungen von Dämonen, Teufeln oder Hunden dazu, dass man meint, auf der Brust hocke ein Wesen, das einen erwürgen oder ersticken wolle.

Die Dämonen werden entweder als männlich oder weiblich wahrgenommen. Beim Incubus handelt es sich um einen männlichen Dämon, der Frauen im Schlaf zu überwältigen versucht, in der Regel, um sie zu vergewaltigen. Das weibliche Gegenstück heißt Succubus. »Incubare« bedeutet »oben liegen« und »succumbere« heißt »unten liegen«. Das impliziert die Missionarsstellung – die Dämonen verhalten sich auf sexuellem Gebiet anscheinend ziemlich konventionell. Bösartige weibliche Dämonen versuchen, dem Schlafenden mit Gewalt Sperma zu rauben. Man nennt sie auch »old hags«. »Hag« bezeichnet im Altenglischen eine »alte Hexe«, wie sie beispielsweise in Grimms Märchen aus dem 19. Jahrhundert, etwa in *Hänsel und Gretel,* auftaucht. In alten Legenden kommt die Schlaflähmung mit Halluzinationen auch als »old hag attack« (Albdrücken) vor; in englischen und nordamerikanischen Märchen ist die »hag« eine typische Albtraumgestalt, die – auf der Brust sitzend – böse Träume bewirkt.

Im Detroit Institute of the Arts hängt ein Bild des Künstlers Johann Heinrich Füssli (im englischen Sprachraum Henry Fuseli) von 1781 mit dem Titel *The Nightmare* (»Der Nachtmahr«), das als klassische und zugleich älteste detaillierte Darstellung einer Schlaflähmung mit hypnagogischen Halluzinationen gelten kann. Vermutlich wurde der Maler durch eigene Erfahrungen zu dem Gemälde inspiriert. Es zeigt eine schlanke Frau in einem langen weißen Gewand, die auf dem Bett liegt und auf deren Brust sich ein hässlicher Dämon niedergelassen hat; hinter dem Vorhang blickt ein Pferd mit weißen Augen hervor – ein eindrucksvolles und zugleich beängstigendes Kunstwerk.

Hypnagogische beziehungsweise hypnopompische Halluzinationen während einer Schlaflähmung sind ein anderes Phänomen als ein »gewöhnlicher Albtraum«, das heißt, ein Angsttraum, aus dem der Schläfer erwacht und sich sofort völlig normal bewegen kann. Der englische Begriff »nightmare« (niederländisch: nachtmerrie, deutsch: Nachtmahr) leitet sich von dem altenglischen Wort »mare« oder »maere« für Dämon ab, und verwirrend ist in diesem Zusammenhang, dass die Bezeichnung »nightmare« früher für eine mit Halluzinationen einhergehende Schlaflähmung benutzt wurde.

Vorwiegend bei Kindern kommt daneben die sogenannte Nachtangst vor *(Pavor nocturnus)*. Das Kind schrickt dann mit einem Schrei und verängstigt aus dem Schlaf, ist in den meisten Fällen zunächst nicht ansprechbar und hat auch im Nachhinein keine Erinnerung an den Vorfall. *Pavor nocturnus* tritt in der Regel nach dem REM-Schlaf auf und nicht, wie die hypnagogischen Halluzinationen, in der Einschlafphase.

Schlaflähmungen und Halluzinationen kommen im Übrigen nicht selten vor. Etwa 30 Prozent aller Menschen hatten zumindest ein Mal solch eine Schlaflähmung, und bei circa fünf Prozent treten auch Halluzinationen auf.

Van Diemerbroeck machte eine hochinteressante Beobachtung. Er schrieb, bei der Frau, die ihn aufgesucht habe, kehre das Übel wieder, wenn sie erneut einschlafe und dabei auf dem Rücken liege. Deshalb riet er ihr unter anderem, möglichst nicht in Rückenlage zu schlafen. Auch der Amsterdamer Arzt Stephan Blankaart äußerte sich etwa 20 Jahre später zu diesem Thema: 1686 schrieb er in seinem Buch *De nieuw hervormde anatomie ofte ontleding des menschen lichaams*, der Incubus oder Nachtmahr sei ein schwerer Traum, bei dem der Schläfer sich einbilde, auf seiner Brust säße ein lebendes Tier. Und dies geschehe vornehmlich dann, wenn der Betreffende auf dem Rücken schlafe. Sogar William Shakespeare lässt Mercutio, einen Freund Romeos in seiner Tragödie *Romeo und Julia* sagen:

»Dies ist die Hexe, welche Mädchen drückt,
Die auf dem Rücken ruhn, und die sie lehrt,
Als Weiber einst die Männer zu ertragen.«

Shakespeare verfasste das Stück im Jahr 1597, van Diemerbroeck publizierte seinen Fall 1664, und Blankaart beschrieb das Phänomen 1686. Diese frühen Erwähnungen, dass die Rückenlage eine Rolle spielt, sind heutigen Schlafforschern anscheinend nicht bekannt. Im Jahr 2001 berichteten Norbert Dahmen und Meike Kasten im *Journal of Neurology* von ihrer Beobachtung, dass hypnagogische und hypnopompische Halluzinationen sowie Schlaflähmungen bei Menschen auftreten, die auf dem Rücken liegend schlafen. Sie meinten, damit eine Entdeckung gemacht zu haben, doch wie viele ihrer Kollegen versäumten sie es, genau nachzulesen, was ihre Vorgänger dazu geäußert hatten. Van Diemerbroeck und Blankaart waren ihnen jedenfalls um mehr als 300 Jahre voraus, Shakespeare sogar um gut 400 Jahre.

Eine besondere Kategorie im Bereich der hypnagogischen und hypnopompischen Halluzinationen bilden die Wahrnehmungen von Außerirdischen sowie Entführungen durch diese. Die Betroffenen sehen im Zustand der Schlaflähmung außerirdische Wesen im Zimmer, neben dem Bett oder auf ihrer Brust, manche erzählen auch von hell erleuchteten (Flug-)Objekten im Raum. Erwähnt werden außerdem Stromstöße, die den Körper durchzucken, und unsichtbare Kräfte, die den Halluzinierenden vom Bett heben. Männer erleben, dass Außerirdische ihnen Sperma abnehmen (vor allem die Wahrnehmung, dass dies männliche Wesen tun, erweckt bei ihnen Abscheu und Angst), und Frauen berichten von Geschlechtsverkehr mit Besuchern aus dem All. Die Außerirdischen werden zumeist stereotyp als dünne nackte graue Männchen mit großen Köpfen und schwarzen Augen beschrieben. Richard J. McNally und Susan A. Clancy schrieben 2005 in ihrem Artikel »Sleep Paralysis, Sexual Abuse, and Space Alien Abduction«, dass die Opfer spürten, wie Strom durch ihren gelähmten Körper floss; ein Mann schilderte, wie im Beisein einer Gruppe Aliens sämtliche Energie seinen Körper verließ.

Versicherungen wie die UFO Abduction Insurance Company machen sich die Angst der Menschen vor Entführungen durch Außerirdische zunutze. Mit dem Slogan »Don't leave Earth without it« wirbt die Gesellschaft für eine »UFO-Entführungsversicherung«. Die Standardpolice enthält eine optionale Klausel, die eine Entschädigungszahlung vorsieht, wenn eine Frau beweisen kann, dass ein Außerirdischer sie geschwängert hat. Da man nicht genau weiß, wie es um die Natur von Aliens bestellt ist, können bei einigen Versicherern auch Männer im Fall einer Befruchtung Schadenersatz beanspruchen. Wenn Entführungsopfer nachweisen, dass sie von Außerirdischen (oder in einem Raumschiff) medizinisch untersucht wurden, steht ihnen ebenfalls eine Zahlung zu, und auch die Hinterbliebenen einer von Aliens getöteten Person können Ansprüche erheben. Manche Versicherungsgesellschaften fordern als Nachweis eine Unterschrift oder dergleichen von einem »on board alien«.

Die erste Gesellschaft, die Versicherungen dieser Art anbot, war die St. Lawrence Agency in Altamonte Springs in Florida/USA, bei der etwa 20 000 Amerikaner eine solche Versicherung abgeschlossen haben. Bisher musste sie zwei Mal Zahlungen leisten: 1 Dollar pro Jahr bis zum Tod des Opfers, begrenzt auf eine Million Jahre (man weiß schließlich nie, wie lange die Entführungsopfer am Leben bleiben). Die UFO-gläubige Heaven's Gate Religious Group hatte für ihre Mitglieder vor dem Gruppensuizid im März 1997 bei Goodfellow Rebecca Ingrams Pearson in London eine entsprechende Versicherung abgeschlossen. Die 39 Selbstmörder glaubten, der Erde stünde ein »Recycling« bevor, dem sie sich entziehen wollten. Nach ihrem Suizid nahm die Versicherung die Police aus ihrem Angebot.

Ich wage zu behaupten, dass es keine Außerirdischen gibt und dass Menschen, die sagen, von solchen entführt worden zu sein, lediglich eine von Halluzinationen begleitete Schlaflähmung erlebt haben. Damit befinden sie sich immerhin in guter Gesellschaft mit unzähligen anderen.

Von Männern hört man mitunter, sie schätzten den

nächtlichen Besuch von Succubi durchaus. Wenn solch ein zumeist geflügeltes Weib sich mit seinem wohlgeformten Körper auf der Brust des Mannes niederlässt und sich daranmacht, ihm Sperma zu rauben, endet das nicht selten mit einem feuchten Traum. Wer es ausprobieren möchte, dem rate ich, sich spätabends in einem überheizten Zimmer auf dem Rücken schlafen zu legen – wer weiß, vielleicht erlebt er dann etwas Besonderes.

20 Die geraubten Frauenleichen

Es würde zwar etwas schwieriger werden als sonst, aber weil sie gut aufeinander eingespielt waren, sollte das Ganze dennoch binnen einer Viertelstunde erledigt sein. Es war eiskalt in jener Nacht. Der dunkel gekleidete dünne Mann wartete darauf, bis er mit seinem Part an der Reihe war. Er sollte sich kopfüber zu dem Sarg hinabhangeln und ihn aufbrechen. Um einigermaßen warm zu bleiben, trat er ständig von einem Fuß auf den anderen. Währenddessen hob sein Gefährte, ein untersetzter rothaariger Mann, im spärlichen Licht der Öllampe eine Grube aus, etwa ein Drittel so lang wie der Sarg. Ein dumpfes Poltern erklang, als die Schaufel den Sargdeckel traf. Der Dünne legt sich der Länge nach auf das frische Grab, tauchte mit dem Oberkörper in das Loch und setzte den Kuhfuß seitlich am Sarg unter dem Deckelrand an. Vorsichtig, damit nicht zu viel Lärm entstand, hob er die rohen Bretter nacheinander an. Weil auf dem anderen Teil des Sargs Erde lastete, brachen sie an der Kante der neuen Grube. In dem aufgebrochenen Sarg waren das bleiche Gesicht und der Oberkörper einer jungen Frau zu sehen.

Der Dünne riss die Bretter ab und reichte sie dem Rothaarigen, der oben stand. Dann gab er ihm auch den Kuhfuß. Ein dritter Mann, blond und einäugig, gab dem Dünnen ein langes Seil. Dieser ließ sich noch ein Stück weiter hinab, schob es unter die linke Achsel der Leiche, fasste dann unter die rechte Schulter und zog es durch. Das rechte Ende reichte er dem Rothaarigen, der so lange zog, bis die Seilenden gleich lang waren. Dann band der Dünne einen festen Knoten vor der Brust der Frau. Weil sie bei ihrem Tod hochschwanger gewesen war, kostete es einige Mühe, ihre Leiche aus dem Sarg zu ziehen. Bei mageren Greisen und Kindern ging es am leichtesten und war binnen zwei, drei Minuten erledigt. Einauge und der Rothaarige stellten sich ans Kopfende des Grabs und zogen mit vereinten Kräften am Seil. Als der Bauch stecken blieb, drückte der Dünne mit der flachen Hand darauf. So gelang es, die Tote aus dem Sarg zu ziehen; ihre Beine rutschten die Bruchkante des Deckels entlang.

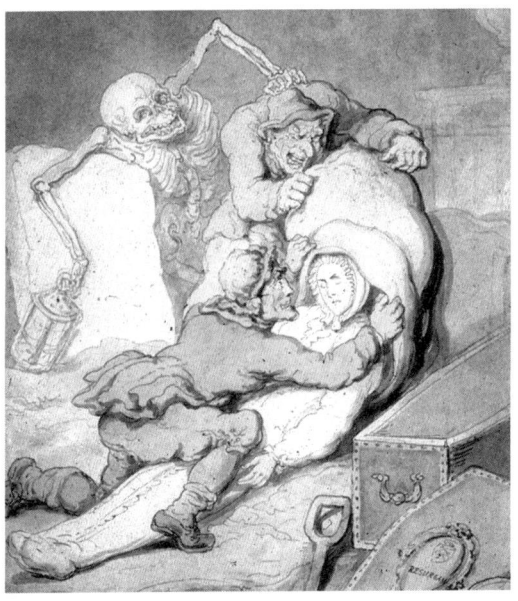

Resurrection Men (Zeichnung, Tusche und Wasserfarben, von Thomas Rowlandson (1756–1827); auf dem Sargdeckel steht RESURGAM (»ich werde auferstehen«).

Als die Leiche neben dem Grab lag, breiteten die Männer rasch einen großen dunkelbraunen Sack aus und schoben sie hinein. Während der Rothaarige die Bretter in den leeren Sarg warf und die Grube dann wieder zuschaufelte, trugen die beiden anderen den Sack an den angenähten Schlaufen zur bereitstehenden Schubkarre.

Früh am nächsten Morgen lieferte der Rothaarige die Leiche an der Hintertür des Anatomischen Instituts in Covent Garden ab. Dort bekam er von John Hunter, weil es sich um eine Hochschwangere handelte, zwei Guineen; normalerweise brachte eine geraubte Leiche allenfalls eine Guinee.

Hunter war sehr angetan, denn an die frische Leiche einer hochschwangeren Frau kam man nur äußerst selten. Nachdem er vom plötzlichen Tod der jungen Frau hörte, hatte er die »resurrectionists« oder »sack-'em-up-men« (wie man berufsmäßige Leichenräuber nannte) benachrichtigt und ihnen den doppelten Lohn in Aussicht gestellt. Sein Bruder William, seines Zeichens Anatom und Geburtshelfer, würde hochzufrieden sein, denn er wollte schon seit Langem die Anatomie einer hochschwangeren Gebärmutter untersuchen und beschreiben – einen detaillierten Atlas dazu gab es noch nicht. William Hunter hatte zwar schon hochschwangere Säugetiere seziert, fand aber, dies sei nicht im Mindesten mit der menschlichen Anatomie vergleichbar.

John Hunter beeilte sich, seinen Bruder zu holen. Gemeinsam betrachteten sie die Leiche. Die Frau war noch keine 30 Jahre alt, gut gebaut, die Gliedmaßen kräftig, das lange Haar blond – und sie war so gut wie sicher im neunten Monat schwanger. Die Voraussetzungen waren also ideal, und da es kalt war, zeigte der Körper noch keine Verwesungserscheinungen.

William Hunter wusste, dass einer der fähigsten anatomischen Zeichner, der Niederländer Jan van Rymsdyk, sich gerade in London aufhielt. Weil er sich diese Situation schon häufig ausgemalt hatte, war ihm klar, dass er rasch handeln musste. Er wies deshalb seinen jüngeren Bruder an, in die großen Blutgefäße der Frau flüssiges Konservierungsmittel und koloriertes Wachs zu injizieren, und er selbst machte sich auf die Suche nach van Rymsdyk.

Am nächsten Morgen wurden die letzten Vorbereitungen getroffen. Jan van Rymsdyk war zur Stelle, mit großen Papierbögen und Zeichengerät. John Hunter hatte große Säcke mit Gips und Holztröge für die Abgüsse herbeigeschafft, und auf einem separaten Tisch lagen diverse Messer, eine Amputationssäge, Pinzetten und Scheren bereit. Trotz der Kälte hing in dem Raum, in dem die Brüder Hunter in den letzten Jahren Hunderte Sektionen vorgenommen hatten, ein durchdringender Leichengeruch. Helles Licht fiel durch die hohen Fenster herein. John legte die Hand auf den rechten Oberschenkel der entkleideten Toten und zog die Haut zum Knie hin straff. Dann nahm er ein Messer mit Horngriff und langer Klinge und schnitt quer durch Haut, Unterhautfett und Muskulatur bis zum Knochen, das Gleiche tat er an der Schenkelrückseite. Anschließend griff er zur Amputationssäge und durchtrennte den Oberschenkelknochen. Nachdem er das amputierte Bein beiseitegelegt hatte, nahm er sich das linke vor. Ohne das Gewicht der Beine spreizten sich die Schenkelstümpfe, sodass Vulva und Damm gut zu sehen waren.

Nun führte John entlang des unteren Rands des Brustkorbs einen langen Schnitt von Seite zu Seite. Mit ruhiger Hand löste er Haut und Unterhautfett, klappte es beiseite und durchtrennte die Knorpel zwischen Rippen und Brustbein. Damit hatte er Zugang zum Brustkorb unmittelbar über dem Zwerchfell. Dort band er die Speiseröhre, die Aorta und die untere Hohlvene zweifach ab und durchschnitt dann Speiseröhre und Blutgefäße zwischen den Abschnürungen. Ein Assistent hob die rosa Lungenflügel und das Herz an, sodass John mit einer kurzen Knochensäge an die Wirbelsäule herankam und diese direkt oberhalb des Zwerchfells durchsägen konnte. Anschließend brauchte es nur noch ein paar Schnitte mit einem scharfen Messer durch Rückenmuskulatur, Unterhautfett und Haut, und der Rumpf der Frau war in der Mitte komplett durchtrennt.

Zusammen mit dem Assistenten hob John Hunter den Oberkörper vom Tisch. Der Kopf hing herab, das lange blonde Haar schwang hin und her, und aus den Muskeln rann Blut. Die beiden Männer legten den Oberkörper auf den Tisch zu den Beinen und breiteten ein großes schwarzes Tuch mit Zickzackmotiv darüber.

Auf dem Seziertisch lag nun der traurige Überrest dessen, was zuvor der makellose Körper der jungen Frau gewesen war – ein wahrhaft bestürzender Anblick. Aus der braunroten Muskulatur der Beinstümpfe tropfte dunkles Blut auf den Tisch, der pralle schwangere Leib schimmerte im hellen Winterlicht.

John legte die Hand auf den Bauch und schnitt bedächtig vom oberen Ende des Rumpfteils durch Haut, Unterhautfett, Muskeln und Bauchfell bis etwa zehn Zentimeter vor dem Venushügel. Es folgte ein zweiter

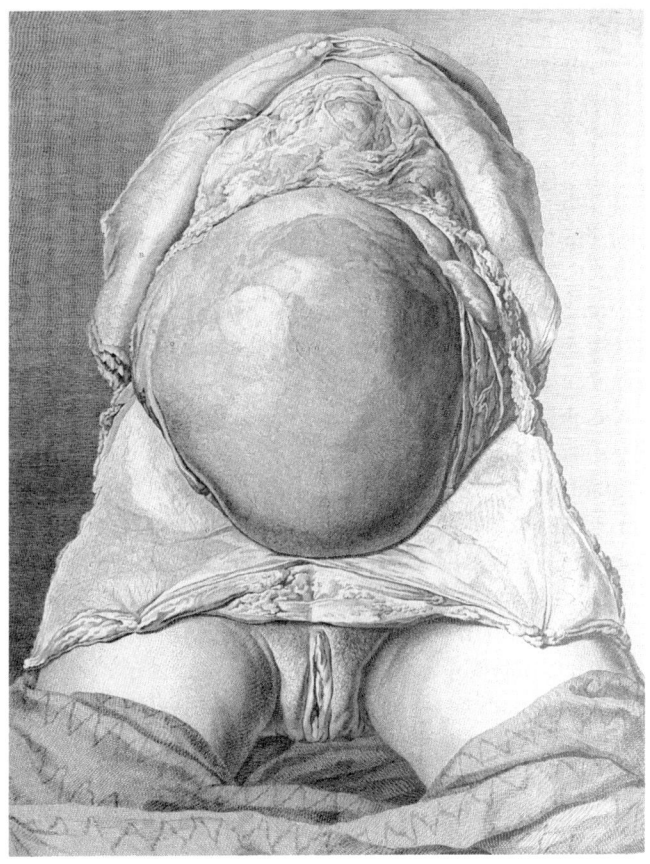

Tafel 1 aus: *Anatomia Uteri Humani Gravidi Tabulis Illustrata/ The Anatomy of the Human Gravid Uterus, Exhibited in Figures,* 1774

Schnitt quer dazu, sodass sich ein großes Kreuz auf dem Bauch ergab. Die Schnitte klafften sofort auseinander und gaben die stark vergrößerte Gebärmutter frei. John Hunter klappte die vier Hautlappen zur Seite und heftete sie mit jeweils ein paar Stichen an den Schenkelstümpfen beziehungsweise Hüften fest. Zuletzt bedeckte er auch die Stümpfe mit einem Tuch.

Jan van Rymsdyk hatte bereits seine Staffelei aufgestellt und fertigte eifrig Skizzen dessen, was er vor sich sah, während William Hunter Notizen machte und sein Bruder John sich die blutverschmierten Hände in einem Eimer Wasser wusch. Die Brüder Hunter ließen dem Zeichner Zeit, seine Skizzen detailliert auszuarbeiten; diese sollten später in große Stiche für den geplanten Anatomieatlas umgesetzt werden.

Nach einer Stunde zeigte van Rymsdyk den beiden Medizinern seine Zeichnungen, und William nickte zufrieden. Dann bat er John, das Präparat mit Öl zu bestreichen. Als dies geschehen war, legten sie es in einen Holztrog und übergossen es mit flüssigem Gips. Nach dem Aushärten entfernte John vorsichtig das so entstandene Modell (in späteren Phasen der Sektion machte er noch weitere Abgüsse, die William als Lehrmaterial für seine Studenten einsetzen wollte). Mit einem nassen Schwamm wischte er die Gipsreste von Gebärmutter, Darm und anderen Bauchorganen, von den Schenkelstümpfen und der Vulva, denn jedes anatomische Detail musste für den Zeichner nun wieder gut sichtbar sein.

John Hunter begann, die Vulva zu sezieren, und mit einem kurzen Schnitt durchtrennte er die Klitoris. Die Vagina klaffte jetzt auseinander. John warf das Tuch, das die Stümpfe bedeckt hatte, auf den Tisch mit den Beinen und dem Oberkörper, weil es ihn beim weiteren Sezieren hinderte. Jan van Rymsdyk griff rasch wieder zum Stift und hielt auch die nunmehr sichtbaren Schnittflächen zeichnerisch fest.

Die Sektion schritt weiter voran, William gab Anweisungen, John führte die Schnitte aus, und Jan zeichnete. Fast 50 Skizzen waren mittlerweile zusammengekommen, die er später zu etwa zehn detaillierten Zeichnungen in Originalgröße ausarbeiten würde, die – in Kupferstiche umgesetzt – den Atlas schmücken sollten. Der Text, so Williams Ansicht, sollte den Abbildungen untergeordnet sein.

Am Nachmittag war es so weit, die Gebärmutter konnte geöffnet werden. John griff nach einem Messer mit kurzer Klinge und schnitt die vordere Gebärmutterwand auf, sodass die Plazenta sichtbar wurde. Als auch die Fruchtblase aufgeschnitten war, sahen die drei Männer ein voll ausgetragenes Kind in Schädellage vor sich. John band die Nabelschnur an zwei Stellen ab und durchtrennte sie.

Der Anblick begeisterte und bestürzte die Brüder Hunter: das vollkommene, unversehrte Kind inmitten des verstümmelten Leibs seiner Mutter. Vor allem Jan van Rymsdyk, der ansonsten meist Porträts anfertigte, hatte sichtlich Mühe, seiner Gefühle Herr zu werden, und seufzte tief. Was er daraufhin zu Papier brachte, sollte später als eine der eindrucksvollsten anatomischen Abbildungen aller Zeiten gelten. Er ließ nicht das kleinste Detail aus: die zerschnittene Vulva, die Beinstümpfe, die Blutgefäße, das feuchte Kopfhaar und die zierlichen Fingerchen des Kinds, die Schambehaarung der Frau – alles hielt er fest, und natürlich wurde auch in dieser Phase ein Gipsabguss gemacht.

Am Spätnachmittag war es so düster geworden, dass sie aufhören mussten. John deckte das Präparat mit feuchten Tüchern zu.

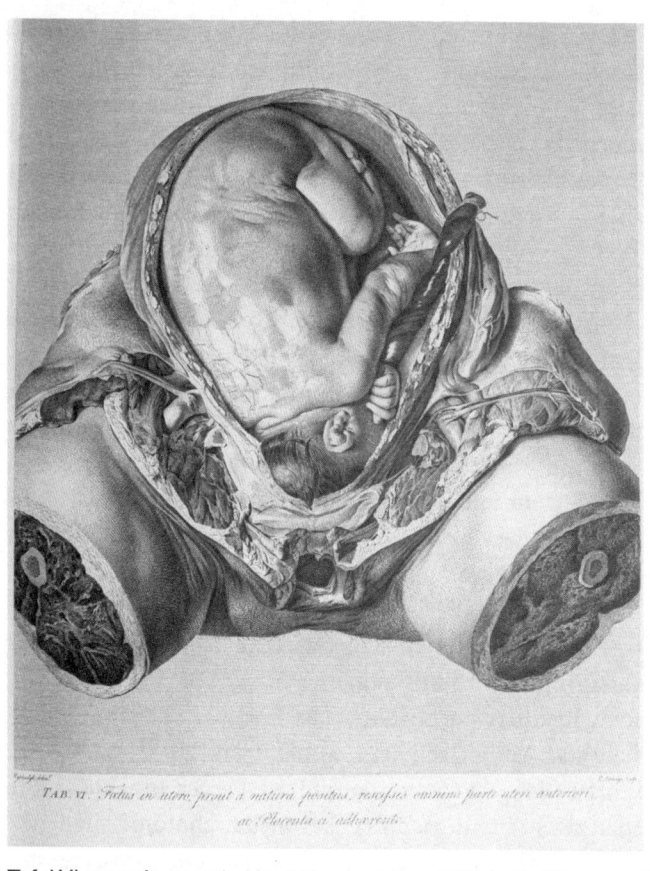

TAB. VI *Fœtus in utero prout a natura positus, rarefias omnino parte uteri anteriori, ac Placenta a adhærente.*

Tafel VI aus: *Anatomia Uteri Humani Gravidi Tabulis Illlustrata/ The Anatomy of the Human Gravid Uterus, Exhibited in Figures,* 1774

Am nächsten Tag nahmen die Männer ihre Arbeit wieder auf; sie sezierten, zeichneten, stellten Abgüsse her und legten Teile in Alkohol ein, um sie der anatomischen Sammlung der Brüder Hunter hinzuzufügen. Am Ende hatte van Rymsdyk 80 Zeichnungen gefertigt.

182

Im Juni 1750 konnten die Leichenräuber den Hunters abermals eine hochschwangere Tote übergeben. Aufgrund des warmen Wetters war diese Leiche zwar nicht so gut erhalten wie die erste, sie erwies sich aber dennoch als nützliches Studienobjekt, ebenso die dritte hochschwangere Frau, die sie kurz darauf erhielten.

Zwischen 1750 und 1774 sezierten die Brüder Hunter nicht weniger als 13 schwangere Frauen. 24 Jahre nach der Sektion der ersten Leiche lagen insgesamt 34 große Kupferstiche vor, zu denen William Hunter knappe erläuternde Texte verfasst hatte. Damit waren die Vorarbeiten für den geplanten Atlas abgeschlossen, und er erschien 1774 unter dem Titel *Anatomia Uteri Humani Gravidi Tabulis Illustrata/The Anatomy of the Human Gravid Uterus, Exhibited in Figures* im Elefantenfolio beim Verlag von John Baskerville in Birmingham. Das sorgfältigst hergestellte Werk gehört zu den eindrucksvollsten anatomischen Atlanten der Medizingeschichte. Vor allem die sechste Tafel, die den toten Fötus in den traurigen Überresten seiner Mutter zeigt, rührte viele Betrachter und stieß sie zugleich ab.

Im Hunterian Museum der Universität Glasgow kann man noch heute fast alle Originalzeichnungen von Jan van Rymsdyk sehen, außerdem Abbildungen von elf Abgüssen in Originalgröße (darunter auch jener des toten Kindes in der Gebärmutter) sowie 13 Alkoholpräparate. Die Exponate erinnern an den aus heutiger Sicht verabscheuungswürdigen und pietätlosen Leichenraub und die »anatomischen Schlächtereien«, ohne die jedoch dieser besondere Anatomieatlas nie hätte entstehen können.

21 Schamlose Tochterliebe

Dr. Lambertus Bicker war Stadtmedicus in Rotterdam und als Arzt mit Herz für seine Patienten bekannt. Er schlug dem Mädchen, das die Impfung so tapfer über sich hatte ergehen lassen, »zur Entspannung« eine Kutschfahrt entlang des Schie-Kanals vor. Das Pferd trabte munter drauflos, der Wind zauste das graue Haar des Arztes und die langen Locken des Mädchens. Plötzlich ertönte von der Wiese neben der Straße ein lauter Schlag, der das Pferd so sehr erschreckte, dass es ausbrach, über einen Bootssteg in den Kanal sprang und die Kutsche samt Insassen mitriss.

Bicker, der ein guter Schwimmer war, wollte seine Begleiterin retten, doch weil das Pferd, das vom Gewicht der Kutsche in die Tiefe gezogen wurde, wild um sich trat, konnte er nicht zu der Ertrinkenden gelangen. Schließlich verließen ihn die Kräfte, und er versank im dunklen Wasser.

Ein paar Bauernknechte, die in der Nähe bei der Arbeit waren, hatten den Unfall mit angesehen. Sie zogen Bicker und das Mädchen aus dem Wasser und brachten sie unverzüglich in ein nahe gelegenes Gasthaus. Dort wurden sie – wie damals üblich – von den herbeigeeilten Ärzten entkleidet und vor das Kaminfeuer gelegt, man rieb ihnen die Haut, machte Einläufe und nahm sogar einen Aderlass vor, in der Hoffnung, ihr Leben retten zu können. Bei dem Mädchen waren alle Bemühungen vergebens, Bicker hingegen begann spontan zu atmen. Die Wärme des Feuers war dem Mann (wie in einer Aufzeichnung zu lesen ist) »unangenehmst und beschwerte das Atmen«, und er fühlte eine »tödliche Ohnmacht nahen«, sodass er »nicht im Stand war, einen Laut zu geben«. Schließlich schaffte er es, ein paar Worte hervorzubringen. »Nur natürliche Wärme!«, murmelte er mit schwacher Stimme.

Bicker hatte sich eingehend mit der Rettung Ertrunkener befasst und wusste, dass »natürliche Wärme« zu deren Wiederbelebung unentbehrlich war. Wenn es im Rotterdamer Hafen zu Unfällen gekommen war, hatte er schon öfter Erfolge erzielt, indem er die nackten Körper von Helfern aufwärmen ließ, idealerweise von einer kräftig gebauten Frau (oder noch besser mehreren). Bicker zufolge war »natürliche Wärme« eines der »mächtigsten Mittel«, wenn es darum ging, die »Lebensregungen neu in Gang zu setzen und das verdickte Blut zu verflüssigen«.

Im Gasthaus hatten sich mittlerweile viele Nachbarn und Schaulustige eingefunden, darunter auch Hermina, die »wohlgestalte« Tochter Dr. Bickers, die hinter der Kutsche hergeritten war und den Unfall mitbekommen hatte. Als sie hörte, wie ihr sterbender Vater etwas von »natürlicher Wärme« stammelte, zögerte sie keinen Augenblick, warf ihr Umschlagtuch von sich, zog die Spitzenbluse aus und das Leibchen über den Kopf. Die Bauernknechte starrten mauloffen die lilienweißen Brüste der Arzttochter an. Die Frauen zogen ihre Männer beiseite, weg vom Anblick der halbnackten jungen Frau, die inzwischen auch Rock, Schlüpfer, Schuhe und Strümpfe ausgezogen hatte. Binnen weniger Minuten stand sie splitternackt inmitten der Menge vor ihrem ebenfalls nackten Vater, der vor dem knisternden Kaminfeuer lag. »Tragt ihn vom Feuer weg«, forderte sie die Gaffer auf.

Zwei Knechte zogen den Arzt an Armen und Beinen ein paar Meter zur Seite. Dann legte die Tochter sich auf den Körper des Vaters, umfasste ihn mit den Armen und presste ihren warmen Leib fest an seinen. Dr. Bicker gab ein leises Stöhnen von sich; seine Hand suchte die der Tochter und drückte sie, während ein Lächeln seinen Mund umspielte.

Dank ihres mutigen Eingreifens überlebte der Arzt und propagierte seine Theorie von der »natürlichen Wärme« danach umso leidenschaftlicher.

Im Jahr 1804 erschien beim Verlag Loosjes in Haarlem ein ungewöhnliches Buch mit dem Titel *Hollands Arkadia of wandelingen in de omstreken van Haarlem*. Es enthält Liedtexte und Beschreibungen von Gütern und Landsitzen in der Umgebung der Stadt Haarlem, ebenso Listen von dort ansässigen Blumenzüchtern sowie Leinwand- und Garnbleichereien. Aber auch die Wiedergabe der Unterhaltung einer Gruppe junger Leute, die regelmäßig »tugendhaffte und lehrreiche Gespräche« führten, ist zu finden. Sie bestand aus einer jungen Frau namens Susanna, den Jungfern Dorothea und Agatha, Agathas Bruder Cornelis, dem Studenten Justus und dem schon etwas älteren Antonie. Bei einem gemeinsamen Spaziergang in Haarlem sprachen sie über Dr. Bicker, der sich nicht nur als Arzt Verdienste erworben hatte, sondern auch durch seine Mitarbeit an Plänen zur Landgewinnung durch Einpolderung. Die Rede kam auf seinen Unfall, der den jungen, lyrisch begabten Cornelis zu einem weitschweifigen Gedicht inspiriert hatte, das er den anderen beim Spazierengehen vorlas.

Die jungen Damen waren sich, nachdem sie das Gedicht gehört hatten, einig, dass Hermina Bickers Handeln

wahrer Tochterliebe entsprang. Dorothea: »Ich glaube nicht, dass viele Mädchen das könnten. Ich jedenfalls ...«
Agatha: »Viele wohl nicht ...«

Zu Ehren der jungen Frau, die aus Liebe zum Vater ihre Scham überwand, nahm der Verleger Adriaan Loosjes ein Scherenschnitt-Porträt der Hermina Bicker in das Buch auf. Er war so beeindruckt von der Geschichte, dass er im zweiten Teil seiner *Mengeldichten* (»vermischten Gedichte«) im Jahr 1815 einen Lobgesang mit dem Titel »Hermina Christina Bicker« abdruckte, in dem das Ereignis abermals beschrieben wird.

Die Wiederbelebung Ertrunkener mittels »natürlicher Wärme« war zwar bekannt, wurde aber nur selten angewendet, vermutlich aus praktischen Gründen. Frauen waren kaum bereit, sich in aller Öffentlichkeit nackt auf den ausgekühlten nassen Leib eines Menschen, noch dazu eines Mannes, zu legen, den man gerade aus einem stinkenden Hafenbecken oder einem schlammigen Kanal gezogen hatte. Ich habe in der Literatur nur einen einzigen Fall gefunden: W. J. Bais beschrieb 1911 in der *Nederlands Tijdschrift voor Geneeskunde*, wie die »Methode Bicker« im Jahr 1878 auf Anordnung eines Arztes hin angewendet wurde. Ein angesehener Bürger von Enkhuizen war nachts ins Wasser gestürzt. Er wurde, nachdem man ihn geborgen hatte, sechs Stunden lang von einem Helfer mit dessen Körperwärme aufgewärmt; danach hatte ein Familienangehöriger ihn abgelöst. Leider waren die Bemühungen vergeblich – der Mann starb wenige Tage später.

Soweit ich in Erfahrung bringen konnte, hat der Wiederbelebungsversuch der Arzttochter dem Ansehen ihres Vaters in keiner Weise geschadet. Vermutlich ist das der

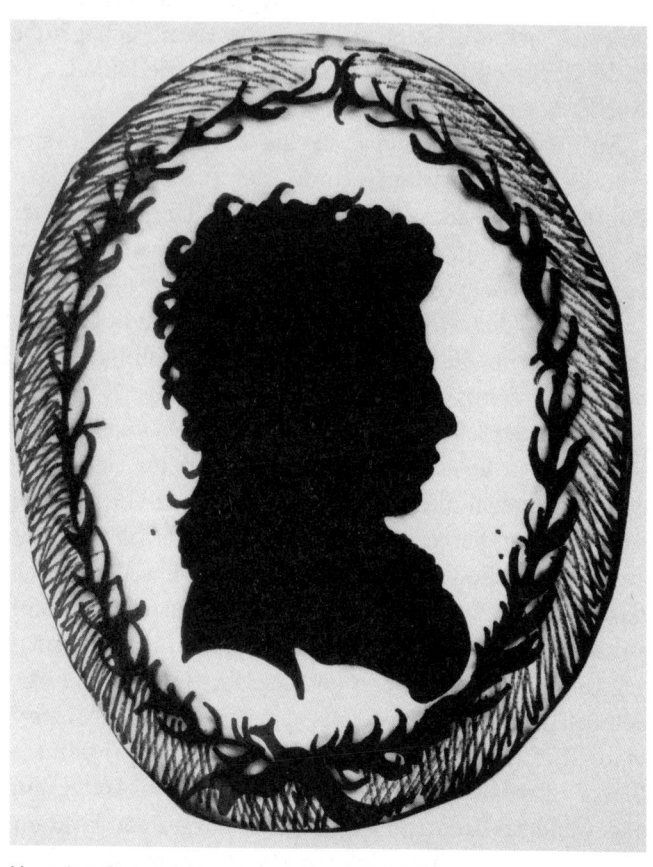

Hermina Bicker (aus: A Loosjes, 1804/1805)

Tatsache zu verdanken, dass Lambertus Bicker in seiner Heimatstadt Rotterdam einen ausgezeichneten Ruf genoss. Er wurde dort am 1. April 1732 geboren und starb am 13. September 1801. Mit seiner Familie lebte er in der Straße Westnieuwland. »In Anbetracht seiner großen Fähigkeiten« wurde er zum Honorarprofessor für Medizin und Physik ernannt. Auf dem Gebiet der Physik hatte er mit Publikationen über dampfbetriebene Werkzeuge und Pumpstationen Verdienste erworben, und als Arzt schätzte man ihn unter anderem, weil er ein Impfprogramm gegen Pocken initiierte. Sein großes Interesse an der Wiederbelebung Ertrunkener geht vermutlich darauf zurück, dass er in Rotterdam lebte, einer Stadt mit zahlreichen Wasserwegen. Dass seine eigene Tochter ihm dereinst das Leben retten würde, indem sie seine Theorie in die Praxis umsetzte, hätte er wohl nie vermutet.

Unklar ist, in welchem Jahr sich Dr. Bickers Unfall ereignete. Man weiß, dass er seine Praxis 1794 aufgab und nach Lisse umzog. Seine Tochter Hermina war zum Zeitpunkt des Unglücks noch ledig. Später heiratete sie den Zuckerfabrikanten J. C. J. Laregnere Neveu, und sie starb am 22. April 1793. Da es in den Gedichten heißt, Bicker habe graues Haar, dürfte sich der Vorfall wohl um 1780 zugetragen haben.

Obwohl Hermina Bicker in lauterer Absicht und zudem ganz im Sinne ihres Vaters handelte, galt ihr Vorgehen zur damaligen Zeit doch als schamlos. Ich habe in der Literatur aber nur eine Publikation dazu gefunden, in der Bedenken geäußert wurden. Sie stammt von dem Arzt und Historiker E. C. van Leersum und erschien 1910 in der *Nederlands Tijdschrift voor Geneeskunde*. Der Verfasser nahm kein Blatt vor den Mund, und sein Artikel beginnt so: »Ich hoffe nicht, man hat mich im Verdacht, die Methode zu propagieren, von der hier die Rede sein soll, zumal jedem Leser klar sein dürfte, dass es nicht unwesentliche Einwände dagegen gibt …«

Heutzutage ist die Wiederbelebung Ertrunkener eine technische und eher prosaische Angelegenheit. Sie besteht in der Hauptsache aus mechanischer Beatmung auf Intensivstationen, langsamer Erwärmung des Körpers und Therapien bei Organversagen. Im 18. Jahrhundert und davor verhielt es sich anders. Damals waren die Wiederbelebungsversuche höchst aufregend, und die Ärzte bedienten sich der unterschiedlichsten Methoden, um die scheinbar Toten wieder zum Leben zu erwecken. Man rieb ihnen den Leib mit warmen oder in Branntwein getränkten Tüchern ab, legte sie nackt vor ein (Kamin-) Feuer, schob ihnen mit Branntwein benetzte Hühnerfedern in die Nasenlöcher, ließ sie zur Ader, verabreichte Einläufe aus Tabak und Lampenöl in warmem Wasser, blies Luft in die Lunge, träufelte heißen Siegellack auf die Fußsohlen oder Äther in Mund und Nase, oder blies mit einem Blasebalg Tabakrauch in den After.

Die »Methode Bicker« dagegen entbehrt nicht einer gewissen Romantik, zumindest für die Zuschauer. Samuel Shem schrieb 1978 in seinem Roman *House of God*, das Miterleben einer Wiederbelebung könne bei Ärzten und Pflegepersonal sexuelle Erregung erzeugen. Sex und Tod liegen nun einmal nahe beisammen. Von dieser Warte aus gesehen, hat es vielleicht seine Vorteile, dass die »Methode Bicker« sich nie als routinemäßige Technik zur Wiederbelebung durchgesetzt hat.

Verwendete Quellen und weiterführende Literatur

1 Alice im Wunderland

Carroll, L., *The Adventures of Alice in Wonderland.* D. Appleton, New York, 1865.

Carroll, L., *Alice in Wonderland/Alice im Wunderland* (dtv zweisprachig; übersetzt von H. Raykowski). Deutscher Taschenbuch Verlag, München, 1987.

Kelly, B. D., »Alice in Wonderland: the Psychiatric Perspective«, *Journal of Developmental and Behavioral Pediatrics,* 2008, Nr. 29, 239.

Todd, J., »The Syndrome of Alice in Wonderland«, *Canadian Medical Association Journal,* 1955, Nr. 73, 701 – 704.

2 Der sonderbare Betrug der Mary Toft

Zeitgenössische Darstellungen des Falls der Mary Toft

»*A Man Midwife*«. *A Narrative of the Most Extraordinary Delivery of Mary Toft of Godalming, in Surrey; Written by the Celebrated Dr. St. André, and First published in the Year 1726; Giving a Full and Particular Account, how and in what Manner the said Mary Toft was Delivered of Upwards of Fifteen Rabbits Big and Little.* Sarah Barwell, Bath, 1774.

Ahlers, C., *Some Observations Concerning the Woman of Godlyman in Surrey, Made at Guildford* on *Sunday, 1726, Nov. 20, Tending to Prove Her Extraordinary Deliveries to Be a Cheat and Imposture.* J. Roberts, London, 1726.

St. André, N., *A Short Narrative of an Extraordinary Delivery of rabbits, perform'd by Mr. Howard, J., Surgeon at Guildford.* John Clarke, London, 1727.

Anonym, *The Several Depositions of Edward Costen, Richard Stedman,*

John Sweetapple, Mary Peytoe, Elizabeth Mason and Mary Costen; Relating to the Affair of Mary Toft, of Godalming in the County of Surrey, Being Deliver'd of Several Rabbits: as they Were Taken Before the Right Honourable the Lord Onslow, at Guildford and Clandon in the Said County, on the Third and Fourth Days of this Instant December 1726. J. Pemberton, London, 1727.

Brathwaite, T., *Remarks on a Short Narrative of an Extraordinary Delivery of Rabbits, Perform'd by Mr. John Howard, Surgeon at Guildford, as Publish'd by Mr. St. André, Anatomist to his Majesty. With a Proper Regard to his Intended Recantation.* N. Blandford, London, 1726.

Douglas, J., *An Advertisement Occasion'd by Some Passages in Sir R. Manningham's Diary Lately Publish'd.* J. Roberts, London, 1727.

Gulliver, L., *The Anatomist Dissected: or the Man-Midwife Finely Brought to Bed. Being an Examination of the Conduct of Mr. St. André. Touching the Late Pretended Rabbit-Bearer; as it Appears from his Own Narrative.* A. Campbell, Westminster, 1727.

Manningham, R., *An Exact Diary of What Was Observ'd During a Close Attendance upon Mary Toft, the Pretended Rabbet-Breeder of Godalming in Surrey, from Monday Nov. 28, to Wednesday Dec. 7 Following. Together with an Account of the Confession of the Fraud.* F. Gyles, London, 1726.

Sekundärliteratur

Seligman, S. A., »Mary Toft – The Rabbit Breeder«, *Medical History*, 1960, Nr. 5, 349 – 360.

Todd, D., *Imagining Monsters.* University of Chicago Press, Chicago/London, 1995.

3 Jean Baptista dos Santos, der Portugiese mit den zwei Penissen

Zeitgenössische Darstellungen der Fälle

Acton, W., »An Account of a Case of Partial Double Monstrosity (Ischiopage symelien of Geoffroy Saint-Hilaire, Heteradelphia of Vrolik)«, *Medico-Chirurgical Transactions*, 1846, Nr. 29, 103 – 106.

Fisher, G. J., »Diploteratology«, *Transactions of the Medical Society of the State of New York,* 1866, 207 – 296.

Nind, P. P., »Case of Double Monstrosity«, *The Lancet,* 1865, 19. August, 223.

Smillie, I. S., »J. H. Murdoch. Man with Three Legs«, *The Journal of Bone and Joint Surgery,* 1952, Nr. 34. 630 – 635.

Windle, B. C. A, »On Some Conditions Related to Double Monstrosity«, *Journal of Anatomy and Physiology,* 1893, Nr. 28, 25 – 45.

4 John Cummings, der betrunkene Messerschlucker

Zeitgenössische Darstellungen der Fälle

Marcet, A, »Account of a Man who Lived Ten Years after Having Swallowed a Number of Clasp-Knives; with a Description of the Appearances of the Body after Death«, *Medico-Chirurgical Transactions,* 1823, Nr. l2, 52 – 63.

Anhang zum Artikel van A. Marcet. Appendix No. 1. »A Letter from Dr. Lara, Surgeon to H. M. S. Isis, Dated Portsea, Hants, March 27, 1809«, *Medico-Chirurgical Transactions,* 1823, Nr. 12, 64 – 69.

Anhang zum Artikel von A. Marcet. Appendix No. 2. »Narrative of John Cummings, Drawn Up by Himself«, *Medico-Chirurgical Transactions,* 1823, Nr. 12, 70 – 75.

Sekundärliteratur

Chambers, G. O., »Foreign Bodies in the Alimentary Tract«, *British Medical Journal,* 1942, 26. September, 362 – 365.

Falta, L., I. Incze, »Todesfall beim Schwertschlucken«, *International Journal of Legal Medicine,* 1931, Nr. 17, 484 – 486.

Fraser, I., »Foreign Bodies«, *British Medical Journal,* 1939, 13. Mai, 967 – 971.

Marshall, J., »Remarkable Case of Foreign Bodies in the Stomach and Duodenum«, *Medico-Chirurgical Transactions,* 1853, Nr. 35, 65 – 70.

Martin, M., S. Steele, P. Mullenix, W. Long, S. Izenberg, »Management of Esophageal Perforation in a Sword Swallower: a Case Report and Review of the Literature«, *The Journal of Trauma*, 2005, Nr. 59, 233–235.

Monafo, W., »Benjamin Travers, Scientific Surgeon«, *Surgery, Gynecology & Obstetrics*, 1965, 587–590.

Scheinin, S. A., P. R. Wells, »Esophageal Perforation in a Sword Swallower«, *Texas Heart Institute Journal*, 2001, Nr. 28, 65–68.

Witcombe, B., D. Meyer, »Sword Swallowing and its Side Effects«, *British Medical Journal*, 2006, Nr. 333, 1285–1287.

5 Jan de Doot, der verzweifelte Amsterdamer Schmied aus dem Engelsche Steech

Zeitgenössische Darstellungen des Falls des Jan de Doot

Reisel, S., »De autolithotomo«, *Miscellanea curiosa sive ephemeridum medico-physicarum Germanicarum Academiae Caesareo-Leopoldinae Naturae Curiosorum*, 1672, Nr. 3, 311–312.

Tulp, N., *Observationes medicae, Editio sexta*. Georgium Wishoff, Lugduni Batavorum, 1739.

Zeitgenössische Darstellungen anderer Fälle

Earle, J., »An Account of a Calculus from the Human Bladder of Uncommon Magnitude«, *Philosophical Transactions*, 1809, 303–312.

Sandifort, E., *Observationes Anatomico-Pathologicae. Liber Quartus*. P. van Eyk & D. Vygh, Lugduni Batavorum, 1781.

Ruysch, F., *Alle de ontleed- genees- en heelkundige werken, eerste deel*. Janssonius van Waesberge, Amsterdam, 1734.

Thompson, H., »Uric Acid Calculus of Remarkable Size Removed by the High Operation«, *The Lancet*, 1885, 18. Juli, 103–104.

Sekundärliteratur

Bell J., *The Operations of Surgery. Volume Second Containing the Operations of Surgery. Part First, the Operations of Lithotomy and the Diseases of the Urethra*. Longman, London, 1806.

Ellis, H., *A History of Bladder* Stone. Blackwell, Oxford/Edinburgh, 1969.

Küss, R., W. Gregoir, *Histoire illustrée de l'Urologie de l'Antiquité à nos Jours.* Roger Dacosta, Paris, 1988.

Staveren, C. van, *Aenteekeningen omtrent operatien van den steen.* Dissertation, Universiteit van Amsterdam, 1934.

6 François Deboze und das abscheuliche Robbenkind

Zeitgenössische Darstellungen des Falls

Bouchard, F., »Infante Monstroso Lugduni in viam publicam die V. Martii A. MDCLXXI exposito«, *Miscellanea curiosa sive ephemeridum medico-physicarum Germanicarum Academiae Caesareo-Leopoldinae Naturae Curiosorum,* 1672, Nr. 3, 14–16.

Deboze, F., *La Description d'un Monstre Humain exposé a Lyon le 5 de Mars 1671.* Antoine Galien, Lyon, 1672.

(als Anhang zu: *J. Scultetus: L' arcenal de chirurgie de Iean Scultet médecin et chirurgien de la République. Ouvrage posthume, également utile, & nécessaire a ceux qui professent la médecine, & la chirurgie. Renouvellé, corrigé, et augmenté, divisé en deux parties. La première fait voir en 46 tables en taille douce les instruments, & raporte la manière de s'en servir. La seconde contient 103 observations chirurgicales. Avec trois tables, ou indices, sçavoir, des instruments, des observations, & des choses plus remarquables.* Antoine Galien, Lyon, 1672.)

Deboze, F., »Le Portrait d'un Enfant monstrueux«, *J. Scultetus, L'Arcenal de chirurgie de Iean Scultet.* Leonard de la Roche, Lyon, 1712.

Darstellung des Falls in der modernen Literatur

Bates, A.W., »Autopsy on a Case of Roberts Syndrome Reported in 1672: the Earliest Description?«, *American Journal of Medical Genetics,* 2003, 117A, 92–96.

Bates, A.W., *Emblematic Monsters. Unnatural Conceptions and Defor-*

med *Births in Early Modern Europe.* Rodopi, Amsterdam/New York, 2005.

Kompanje, E. J. O., »The Earliest Description of an Autopsy on a Case of Roberts Syndrome Reported in 1672: Some Additions«, *American Journal of Medical Genetics,* Teil A, 2009, 149A, 1610– 1611.

Sekundärliteratur

Roberts, J. B., »A Child with Double Cleft of Lip and Palate, Protrusion of the Intermaxillary Portion of the Upper Jaw and Imperfect Development of the Bones of the Four Extremities«, *Annals of Surgery,* 1919, Nr. 70, 252.

7 Hermentine ten Boom, die Frau mit dem toten Eierstockkind

Zeitgenössische Darstellung des Falls

Cyprianus, A., *Epistola historiam exhibens foetus humani post XXI. menses ex uteri tuba, matre salva ac superstite excisi.* Jordanum Luchtmans, Lugduni Batavorum, 1700.

Darstellung des Falls in der modernen Literatur

Kompanje, E. J. O., »A Remarkable Case in the History of Obstetrical Surgery: a Laparotomy Performed by the Dutch Surgeon Abraham Cyprianus in 1694«, *European Journal of Obstetrics & Gynaecology and Reproductive Biology,* 2005, Nr. 118, 119–125.

Sekundärliteratur

Napjus, J. W., *De Hoogleraren in de Geneeskunde aan de Hogeschool en het Atenaeum te Franeker.* Rodopi, Amsterdam, 1985.

8 Der Kniff des Friedrich Trendelenburg

Zeitgenössische Darstellungen

Kocks, J., »Ueber die Totalexstirpation des Uterus. Vorschlag einer vereinfachten neuen Operationsmethode«, *Archiv für Gynäkologie,* 1876, Nr. 14, 127 – 155.

Meyer, W., »Der Siegeszug der Beckenhochlagerung. Reminiszenzen und Bemerkungen«, *Langenbecks Archiv für Klinische Chirurgie,* 1914, Nr. 129, 306 – 320.

Meyer, W. »Über die Nachbehandlung des hohen Steinschnittes sowie über Verwendbarkeit desselben zur Operation von Blasenscheidenfisteln«, *Archiv für Klinische Chirurgie,* 1885, Nr. 31, 494 – 525.

Trendelenburg, F., »Über Blasenscheidenfisteloperationen und über Beckenhochlagerung bei Operationen in der Bauchhöhle«, *Sammlung Klein,* 1890, Vortrag 109, 337 – 339.

Sekundärliteratur

Grunert, E., »Zur Beckenhochlagerung«, *Langenbecks Archiv für Chirurgie,* 1914, Nr. 129(1), 146 – 167.

Hewitt, F., A. M. Sheild, »On Posture in its Relation to Surgical Operations under Anaesthetics«, *Medico-Chirurgical Transactions,* 1896, Nr. 79, 1 – 39.

Husson, F. C., »Trendelenburg on Operations for Vesico-Vaginal Fistula, and on the Elevation of the Pelvis during Operations in the Abdominal Cavity«, *Annals of Surgery,* 1890, Nr. 11(6), 463 – 466.

Keen, W. W., »The Advantages of the Trendelenburg Posture During all Operations Involving Directly or Indirectly the Cavities of the Mouth, Nose, and the Trachea with a Report of Two Cases of Epithelioma and Sarcoma of the Tonsil«, *Annals of Surgery,* 1897, Nr. 26(1), 96 – 102.

Schachner, A., »Suggestions for a Portable Instrument Bag; Operating Overalls; a Bandage for Suprapubic Dressings; a Blanket for Protection of Patients During Operations; a Table for the Trendelenburg Posture; the Sterilization of Sponges; an Antiseptic Soap Paste«, *Annals of Surgery,* 1895, Nr. 21(3), 279 – 295.

Tilden Brown, F., »Air Distention of the Bladder in Suprapubic Cystotomy«, *Annals of Surgery,* 1897, Nr. 25, 141 – 154.

9 Die schreckliche Krankengeschichte der Eva Rumpel

Zeitgenössische Darstellungen von Fällen

Lee, R., »Pathological and Practical Researches on Uterine Inflammation in Puerperal Women«, *Medico-Chirurgical Transactions,* 1831, Nr. 16, 377 – 460.

Scherer, J. J., *Chemische und Mikroskopische Untersuchungen zur Pathologie, angestellt an den Kliniken des Julius-Hospitales zu Würzburg.* Winter, Heidelberg, 1843.

Darstellung des Falls der Eva Rumpel in der modernen Literatur

Kompanje, E. J. O., T. C. Jansen, B. van der Hoven, J. Bakker, »The First Demonstration of Lactic Acid in Human Blood in Shock by Johann Joseph Scherer (1814 – 1869) in 1843«, *Intensive Care Medicine,* 2007, Nr. 33, 1967 – 1971.

Beschreibung von *Streptococcus pyogenus* als Erreger des Kindbettfiebers

Smith, W. R., »The Aetiology of Puerperal Fever«, *Medico-Chirurgical Transactions,* 1889, Nr. 72, 83 – 90.

Sekundärliteratur

Colebrook, L., »Puerperal Fever: its Aetiology and Prevention«, *British Medical Journal,* 1933, 21. Oktober, 723 – 726.

Hallett, C, »The Attempt to Understand Puerperal Fever in the Eigtheenth and Early Nineteenth Centuries: the Influence of Inflammation Theory«, *Medical History,* 2005, Nr. 49, 1 – 28.

Fälle in den Niederlanden aus jüngerer Zeit

Dofferhoff, A. S. M., J. M. J. Sporken, »Toxische-shocksyndroom in het kraambed door β-hemolytische streptocokken uit groep A«, *Neder-lands Tijdschrijft voor Geneeskunde,* 1993, Nr. 137, 609 – 612.

Kaan, J. A., Y. van Dijk, E.M. Mascini, R. P.M. van Kessel, J. F. P. Schel-lekens, »Een verloskundige betrokken bij patiënten met kraam-vrouwenkoorts in drie verschillende ziekenhuizen«, *Nederlands Tijdschrift voor Geneeskunde,* 2008, Nr. 152, 2245 – 2248.

Schöls, W. A., G. A. Hoogendoorn, P. C Scholten, E. van Kregten, G. H. A. Visser, »Kraamvrouwenkoorts: een oude vijand in een agressieve vorm«, *Nederlands Tijdschrift voor Geneeskunde,* 1997, Nr. 141, 1841 – 1845.

10 Der Penisverkürzer

Zeitgenössische Darstellung des Falls
Hildanus, G. F., *Observationum et Curationum Chirurgicarum Centu-riae; deß Weitberühmten Guilhelmi Fabricii Hildani Wund-Artzney.* Beyer, Franckfurth am Mayn, 1652.

Darstellung in der modernen Literatur
Kompanje, E. J. O., »Painful Sexual Intercourse Caused by a Dispro-portionately Long Penis: an Historical Note on a Remarkable Treat-ment Devised by Guilhelmius Fabricius Hildanus (1560 – 1634)«, *Archives of Sexual Behavior,* 2006, Nr. 35, 603 – 605.

Moeliker, C. W., »A Penis-Shortening Device Described by the 13th Century Poet Rumi«, *Archives of Sexual Behaviour,* 2007, Nr. 36, 767.

Sekundärliteratur
Dixson, B. J., A. F. Dixson, P. J. Bishop, A. Parish, »Human Physique and Sexual Attractiveness in Men and Women: a New Zealand-U.S. Comparative Study«, *Archives of Sexual Behavior,* 13. Januar, 2009.

Lever, J., D. A. Frederick, L. A. Peplau: »Does Size Matter? Men's and Women's Views on Penis Size across the Lifespan«, *Psychology of Men & Masculinity,* 2006, Nr. 7, 129 – 143.

11 Das zweiköpfige Kind

Zeitgenössische Darstellungen des Kindes

Home, E., »An Account of a Child with a Double Head. In a Letter from Everard Home, Esq. F. R. S. to John Hunter, Esq. F. R. S.«, *Philosophical Transactions of the Royal Society of London,* 1790, 296 – 304.

Home, E., »Some Additions to a Paper, Read in 1790, on the Subject of a Child with a Double Head«, *Philosophical Transactions of the Royal Society of London,* 1798, 28 – 30.

12 Krötenspeichel auf Erdbeeren

Zeitgenössische Darstellung des Falls

Hildanus, G. F., *Observationum et Curationum Chirurgicarum Centuriae; deß Weitberühmten Guilhelmi Fabricii Hildani Wund-Artzney.* Beyer, Franckfurth am Mayn, 1652.

Darstellung des Falls in der modernen Literatur

Kompanje, E. J. O., »A Case of Strawberry Induced Migraine Aura without Headache Described in 1627«, *Headache, 2008,* Nr. 48(6), 974 – 975.

Sekundärliteratur

Fabing, H. D., J. R. Hawkins, »Intravenous Bufotenine Injection in the Human Being«, *Science,* 1956, Nr. 123, 886 – 887.

Ko, R. J., M. S. Greenwald, S. M. Loscutoff et al., »Lethal Ingestion of Chinese Herbal Tea Containing Ch'an su«, *Western Journal of Medicine,* 1996, Nr. 164, 71 – 75.

Kostakis, C., R. W. Byard, »Sudden Death associated with Intravenous Injection of Toad Extract«, *Forensic Science International,* 2009.

Monro, J. A., »Food Allergy in Migraine«, *Proceedings of the Nutrition Society,* 1983, Nr. 42, 241 – 246.

Turner, W. J., S. Merlis, »Effect of Some Indolealkylamines on Man«, *Archives of Neurology and Psychiatry,* 1959, Nr. 81, 121 – 129.

13 Impotenz, »Geyle unkeusche Weiber« und nicht vorhandene Vaginen

Zeitgenössische Darstellungen der Fälle

Coles, R.B., H. Makowska, »Gonorrhoea in a Case of Congenital Absence of the Vagina«, *British Journal of Veneral Diseases,* 1955, Nr. 31, 245.

Hildanus, G.F., *Observationum et Curationum Chirurgicarum Centuriae; deß Weitberühmten Guilhelmi Fabricii Hildani Wund-Artzney.* Beyer, Franckfurth am Mayn, 1652.

Sekundärliteratur

Amussat, J.Z., »Observation sur une opération de vagin artificiel pratiquée avec succès par un nouveau procédé«, *La Gazette Medicale de Paris,* 1835, 32 Seiten.

Gaster, J., »Congenital Absence of the Vagina. Surgical corrections«, *California Medicine,* 1955, Nr. 82, 39 – 44.

Phillips, R., *Untying the Knot. A Short History of Divorce.* Cambridge University Press, Cambridge/New York, 1991.

Pittock, S.T., D. Babovic-Vuksanovic, A. Lteif, »Mayer-Rokitansky-Kuster-Hauser Anomaly and its Associated Malformations«, *American Journal of Medical Genetics,* 2005, Nr. 135, 314 – 316.

14 Ein besonderer Fall von Idiotie

Allen, G., C.E. Benda, J.A. Böök, C.O. Carter et al., »Mongolism«, *The Lancet,* 8. April 1961, 775.

Down, J.L.H., »Observations on an Ethnic Classification of Idiots«, *Clinical Lectures and Reports by the Medical and Surgical Staff of the London Hospital,* 1866, Nr. 3, 259 – 262.

Down, J.L.H., »On Idiocy and its Relation to Tuberculosis«, *The Lancet,* 21. September 1867, 356 – 357, 28. September 1867, 391 – 392.

Down, J.L.H., »Mental Affections of Childhood and Youth«, *The Lancet,* 8. Januar 1887, 62 – 63.

Fraser, J., A. Mitchell, »Kalmuck Idiocy: a Report of a Case with Autopsy with Notes on 62 Cases by A. Mitchell«, *Journal of Mental Sciences*, 1876, Nr. 22, 161.

Shuttleworth, G. E., »Clinical Lecture on Idiocy and Imbecility«, *British Medical Journal*, 1886, Nr. 183.

Sekundärliteratur

Balk-Smit Duyzentkunst, F., »Geneeskunde en taal: bijwerking of bedoeling?«, *Nederlands Tijdschrift* voor *Geneeskunde*, 1989, Nr. 133, 2272 – 2274.

Leenen, H. J. J., »Niet-behandelen van een Pasgeborene voor de Hoge Raad«, *Nederlands Tijdschrift voor Geneeskunde*, 1989, Nr. 133, 1281 – 1283.

Levitas A. S., C. S. Reid, »An Angel with Down Syndrome in a Sixteenth Century Flemish nativity painting«, *American Journal of Medical Genetics*, 2003, Nr. 1 l6A, 399 – 405.

Molenaar J. C., K. Gill, H. M. Dupuis, »Geneeskunde, Dienares der Barmhartigheid«, *Nederlands Tijdschrift voor Geneeskunde*, 1988, Nr. 132, 1913 – 1917.

Ottenkamp, J., M. A. Batelaan, »Een mongooltje met een hartgebrek, welke uitkomsten biedt hartoperatie?«, *Nederlands Tijdschrift* voor *Geneeskunde*, 1983, Nr. 127, 501 – 505.

Snoijink, E., *De Upside van* Down. *Een positieve kijk op het Downsyndroom.* Het Spectrum, 2008.

15 Der gierige Admiral

Zeitgenössische Darstellungen der Fälle

Boerhaave, H., *Atrocis, nec descripti prius, morbi historia.* Boutestiana, Lugduni Batavorum, 1724.

Boerhaave, H., »Histoire d'une maladie. Qui n'a point encore été décrite ni expliquée. & Description d'une autre maladie également rare & cruelle«, *Barbeyrac, Dissertations nouvelles sur les maladies de la Poitrine, etc.* Janssonius van Waesberge, Amsterdam 1731.

Bowles, R. L., G. R. Turner, »A Case of Rupture of the Oesophagus

Caused by Vomiting, Together with a Table of Seventeen Other Cases«, *Medico-Chirurgical Transactions*, 1900, Nr. 83, 241 – 245.

Sekundärliteratur

Adams, B. D., B. M. Sebastian, J. Carter, »Honoring the Admiral: Boerhaave-van Wassenaer's Syndrome«, *Diseases of the Oesophagus*, 2006, Nr. 19, 146 – 151.

Barrett, N. R., »Report of a Case of Spontaneous Perforation of the Esophagus Successfully Treated by Operation«, *British Journal of Surgery*, 1947, Nr. 35, 216.

Schipper, J. P. de, A. F. Pull ter Gunne, H.J.M. Oostvogel, C. J. H. M. van Laarhoven, »Spontaneous Rupture of the Oesophagus, Boerhaave's Syndrome in 2008«, *Digestive Surgery*, 2009, Nr. 26, 1 – 6.

16 Malpighi und Giacomini: der plötzliche Tod zweier Anatomen

Abbott, A., »Hidden Treasures: Turin's Anatomy Museum«, *Nature*, 2008, Nr. 455, 736.

Baglivi G., *Opera Omnia Medico-Practica et Anatomica, Editio Nona*. Antonii Servant, Lugduni, 1733.

Lancisi, G. M., »Extract of a Letter from Jean Marie Lancisi, Prof. Anat. Rom. to Mr. Bourdelet, Giving an Account of Mr. Malpighi, the Circumstances of his Death and what was Found Remarkable at the Opening of his Body«, *Philosophical Transactions*, 1695, Nr. 19, 467 – 471.

Sperino, G., »Carlo Giacomini«, *Giornale Acceademia di Medicina di Torino*, 1899, Nr. 8, 565 – 606.

Sperino, G., *L'encefalo dell'anatomico Carlo Giacomini*. Unione Tipografico Editrice, Torino, 1900, 72 Seiten.

17 Ein künstlicher Wasserkopf

Zeitgenössische Darstellung des Falls

Hildanus, G. F., *Observationum et Curationum Chirurgicarum Centuriae; deß Weitberühmten Guilhelmi Fabricii Hildani Wund-Artzney.* Beyer, Franckfurth am Mayn, 1652.

Darstellung des Falls in der modernen Literatur

Kompanje, E. J. O., »A Case of Malingering by Proxy Described in 1593«, *Child Abuse and Neglect,* 2007, Nr. 31, 1013 – 1017.

Sekundärliteratur

Feldman, M., »Munchhausen by Proxy and Malingering by Proxy«, *Psychosomatics,* 2004, Nr. 45, 365 – 366.

Lu, P. H., K. B. Boone, »Suspect Cognitive Symptoms in a 9-year Old Child, Malingering by Proxy?«, *Clinical Neuropsychology,* 2002, Nr. 16, 90 – 96.

Stutts, J. T., S. E. Hickey, M. L. Kasdan, »Malingering by Proxy: a Form of Pediatric Condition Falsification«, *Developmental and Behavioral Pediatrics,* 2003, Nr. 24, 276 – 278.

18 Sarah Harvey, die Jungfrau mit der wachsenden Brust

Zeitgenössische Darstellungen der Fälle

Anonym, »Considerable Hypertrophy of the Mammae«, *The Lancet,* 1851, Nr. 36, 58.

Bryant T., *The Diseases of the Breast.* Cassell & Company, London, 1887.

Darston, W., »An Extract of a Letter to the Right Honorable the Lord Vice-Count Bruncker as President of the Royal Society, Concerning a Very Sudden and Excessive Swelling of a Woman's Breast«, *Philosophical Transactions,* 1670, 1047 – 1050.

Hake, T. G., W. E. Image, »Case of Enlargement of the Left Mamma«, *Medico-Chirurgical Transactions,* 1847, Nr. 30, 104 – 112.

Sekundärliteratur

Günes D., K. Mutafoglu-Uysal, T. Canda, S. Saydam, A. P. Cemeroglu, N. Olgun, »Unilateral Juvenile (Virginal) Hypertrophy of the Breast«, *The Turkish Journal of Pediatrics,* 2008, Nr. 50, 278 – 281.

O'Hare, P. M., I. J. Frieden, »Virginal Breast Hypertrophy«, *Pediatric Dermatology,* 2000, Nr. 17, 277 – 281.

Netscher, D. T., A. M. Mosharrafa, R. Laucirica, »Massive Asymmetric Virginal Breast Hypertrophy«, *Southern Medical Journal,* 1996, Nr. 89, 434 – 437.

Ohlsen, L., O. Ericsson, M. Beausang-Linder, »Rapid, Massive and Unphysiological Breast Enlargement«, *European Journal of Plastic Surgery,* 1996, Nr. 19, 307 – 313.

19 Außerirdische Entführungen und würgende Teufel

Zeitgenössische Darstellungen des Falls

Diemerbroeck, I. van, *Disputationum practicarum pars prima & secunda; de morbis capitis & thoracis. Editio secunda priore locupletior & emendatior.* Th van Ackerdyck, Utrecht, 1664.

Darstellung des Falls in der modernen Literatur

Kompanje, E. J. O., »The Devil Lay upon Her and Held Her Down; Hypnagogic Hallucinations and Sleep Paralysis Described by the Dutch Physician Isbrand van Diemerbroeck (1609 – 1674) in 1664«, *Journal of Sleep Research,* 2008, Nr. 17, 464 – 467.

Sekundärliteratur

Blankaart, S., *De nieuw hervormde anatomie, ofte,* ontleding *des menschen lichaams.* Jan den Hoorn, Amsterdam, 1686.

Dahmen, N., M. Kasten, »REM-Associated Hallucinations and Sleep Paralysis are Dependent on Body Posture«, *Journal of Neurology,* 2001, Nr. 248, 423 – 424.

McNally, R. J., S. A. Clancy, »Sleep Paralysis, Sexual Abuse, and Space Alien Abduction«, *Transcultural Psychiatry,* 2005, Nr. 42, 113 – 122.

20 Die geraubten Frauenleichen

Hunter, W., *Anatomia Uteri Humani Gravidi Tabulis Illustrata/The Anatomy of the Human Gravid Uterus, Exhibited in Figures.* John Baskerville, Birmingham, 1774.

McCulloch, N. A., D. Russell, S. W. McDonald, »William Hunter's Casts of the Gravid Uterus at the University of Glasgow«, *Clinical Anatomy,* 2001, Nr. 14, 210–217.

McCulloch, N. A., D. Russell, S. W. McDonald, »William Hunter's Gravid Uterus: The Specimens and Plates«, *Clinical Anatomy,* 2002, Nr. 15, 253–262.

Thornton, J. L., *Jan van Rymsdyk, Medical Artist of the Eighteenth Century.* Oleander Press, Cambridge/New York, 1982.

21 Schamlose Tochterliebe

Zeitgenössische Darstellungen
Loosjes, A., *Hollands Arkadia of wandelingen in de omstreken van Haarlem.* A. Loosjes, Haarlem, 1804/1805.

Loosjes, A., *Mengeldichten. Tweede deel.* A. Loosjes, Haarlem, 1815.

Sekundärliteratur
Anonym, *Kurze Abhandlung von den scheinbaren Todesarten Ertrunkener, Erhenkter, Erstickter, Schlagflüssiger, Erfrorner und Erdrückter Personen; nebst den eigentlichen und wirksamsten Genesungsmitteln.* Johann Nepomuk Fritz, München, 1775.

Eysselsteijn, G. van, *Die Methoden der künstlichen Atmung und ihre Anwendung in historisch-kritischer Beleuchtung mit besonderer Berücksichtigung der Wiederbelebungsmethoden von Ertrunkenen und Erstickten.* Julius Springer, Berlin, 1912.

Leersum, E. C. van, »Een vergeten Methode tot het bijbrengen van Drenkelingen«, *Nederlands Tijdschrift voor Geneeskunde,* 1910, 1544–1548.

Andreas Lehmann

Heiraten ist gut gegen Depressionen

… und was amerikanische Wissenschaftler sonst noch herausgefunden haben.
176 Seiten. Piper Taschenbuch

Endlich, die gesammelten Erkenntnisse der so oft zitierten »Amerikanischen Wissenschaftler«. Absolut wahr und höchst amüsant erklärt dieses Buch, warum schöne Menschen öfter Mädchen bekommen, Schokolade gegen Schmerzen hilft oder Ehen an nicht ausgewechselten Klopapierrollen scheitern können.

Außerdem haben amerikanische Wissenschaftler über amerikanische Wissenschaftler herausgefunden, dass sie für alles eine Erklärung haben. Wirklich, für gar alles.

Rebecca Niazi-Shahabi

Nett ist die kleine Schwester von Scheiße

Danebenbenehmen und trotzdem gut ankommen. 288 Seiten.
Piper Taschenbuch

»Weniger ist mehr« gilt vielleicht für die Farbwahl der Abendgarderobe – nicht aber für das anschließende Geschäftsessen. Wer sich immer brav im Hintergrund hält und verbindlich lächelt, hinterlässt außer einem lauwarmen Händedruck bestimmt keine weiteren Spuren. »Nett ist die kleine Schwester von Scheiße« zeigt, dass Charisma erlernbar ist, wie Charme perfekte Manieren ersetzt, und verrät die Geheimnisse prominenter Provokateure. Eine Kulturgeschichte des schlechten Benehmens, die Eindruck macht!

05/2687/01/L   05/2663/01/R